Anna Lichtenstein

Der Flughafen deiner Möglichkeiten

Erfolgreich manifestieren durch Selbstführung

Wie du durch Selbstliebe, Selbstbewusstsein und Selbstzentrierung das ganze Potenzial deiner Persönlichkeit entfaltest.

Anna Lichtenstein

Der Flughafen deiner Möglichkeiten

Erfolgreich manifestieren durch Selbstführung

Wie du durch Selbstliebe, Selbstbewusstsein und Selbstzentrierung das ganze Potenzial deiner Persönlichkeit entfaltest.

Für das Potenzial in dir!

Impressum

1. Auflage

Imprint: Tredition

Satz: Anna Lichtenstein

Bildrecht: © Freepik premium (Standard Lizenz)

Cover Design: ©sternloscreative e.U.

Herausgeberin:
Anna Lichtenstein

Moritzstraße 52

08056 Zwickau

E-Mail: anna.lichtenstein@stimmts.net

Website: www.anna-lichtenstein.de

Bibliografische Information der Österreichischen & Deutschen Nationalbibliothek:

Die Österreichische Nationalbibliothek verzeichnet diese Publikation in der Österreichischen Nationalbibliografie; detaillierte bibliografische Daten sind im Internet über https://www.onb.ac.at abrufbar.

„Das Gegenteil von Depression ist Expression"
Dr. Edith Eger

Inhalt

Vorwort

… und dann gehst du verkatert ins Bett und fällst am nächsten Morgen als mentaler Gigant vom Boxspringbett. Schön wärs, ich weiß. Doch manche scheinen das irgendwie mühelos zu schaffen. Du verstehst nicht, warum manche immer im Trockenen tanzen, während du ständig im Regen stehst, um auf den Bus zu warten, der niemals kommt? Ratgeber sind dann irgendwie lästig, alles aalglatte Checker. Vielleicht misstraust du ihnen und ihren Erfolgsgeschichten. Dann gib diesem Buch ruhig mal eine Chance.

Denn anders gings mir auch schon mit Annas erstem Buch. Sie ertappte mich mit Anekdoten aus ihrem bewegten Leben und kommt mir damit ungewöhnlich nah. Irgendwie durchschaut sie mich und grinst dann frech, als ob sie es schon immer wusste. Das hier ist ein Buch, das nicht zum Lesen, sondern zum Leben inspiriert.

Hier findest du kein lahmes Manifestationsbuch. Von denen hast du sicher schon einige nach Farben sortiert in den Keller gestapelt. Mit diesem Buch gehts offroad, vorbei am steten Scheitern bis hin zu allem, was unverhofft noch in dir steckt. Dieses Buch wird dich inspirieren, herausfordern und dazu ermutigen, in deinem Leben endlich selbst Regie zu führen.

Lichte den Nebel und lass ein bisschen Action rein! Keine Ausreden mehr. Dein Potenzial liegt überall, wo du es nicht vermutest. Ziehe, was immer du willst, in deine Realität. Willst du? Geht los!

Martin Zielinski

Einleitung

„Versuchen, das Äußere zu ändern, indem man Änderungen am Äußeren vornimmt, ist wie zu versuchen, deine Lippen in deinem Spiegelbild rot zu machen, indem du Lippenstift auf den Spiegel aufträgst!"
Odille Rault

Dieses Buch entstand aus dem ganz egoistischen Grund, mir selbst eine Richtlinie, eine Orientierung zu schaffen. Immer wenn sich meine Manifestationen, meine Wünsche und Sehnsüchte einfach nicht realisieren, prüfe ich mich quasi selbst auf Herz und Nieren, wo ich mir im Wege stehe. Es ist mir eine enorme Stütze, wenn ich selbst mal wieder vollkommen im Nebel hänge und der Illusion verfalle, dass ich Opfer bin, und mich bestraft und aussichtslos fühle (ja, auch mir passiert das noch), mir mein Skript zu nehmen und mich wieder in den Beobachtermodus zu begeben. Unsere Emotionen sind so unfassbar tückisch und erzeugen den perfekten Blockbuster in uns. Sie gaukeln uns vor, dass etwas im Außen mit uns passiert, worüber wir keine Macht haben. Sie erschaffen in uns die Illusion, dass wir ein Spielball des Lebens sind. Tatsächlich ist das Leben aber unser Spiel und wir sind der Spielentwickler.

Dieses Buch ist nichts für Anfänger. Innere-Kind-Arbeit, Glaubenssätze, Prägungen, Muster und Schöpferbewusstsein sollten keine „böhmischen Dörfer" für dich sein. Es gibt genügend Einsteigerliteratur zu diesen Begriffen. Es war mir ein tiefes Bedürfnis, ein Buch zu kreieren, das ans Eingemachte geht. Das dich wirklich innerlich nackig macht. Das deinem Ego überhaupt nicht schmeckt und dich dennoch mit einer Klarheit wie Bergquellwasser überzeugen wird. Die Logik hinter den Lebensgesetzen ist so unfassbar regelhaft und einfach, dass man es sofort glauben kann. Die Umsetzung ist Schwerstarbeit. Die Erkenntnis dahin noch viel schwerer. Das Leben ist so simpel. Wenn man seine Muster wirklich tief verstanden und mit dem Herzen gefühlt hat, kann man meist nicht mehr verstehen, wie man jemals so kompliziert denken konnte.

Was erwartet dich hier? Dieses Buch ist ein Manifestations-leitfaden, der dich klar und dennoch mit allen Irrungen und Wirrungen, allen Extra-Schlaufen und deinen fünfhundert Abbiegungen an dein individuelles Ziel bringen soll. Egal, ob das nun die große Liebe ist oder die erste Million, ob du Kinder bekommen willst oder endlich berühmt werden möchtest. Verstehst du erst einmal, wie Manifestieren geht, so kannst du den „Vorgang" quasi auf alle Lebensbereiche übertragen. Die Lebensgesetze von Energie und Anziehung sind am Ende überall in der Anwendung gleich. Als ich das erste Mal in absoluter Bewusstheit für mich etwas total Unglaubwürdiges manifestiert hatte, verstand ich tief, was Manifestieren bedeutet. Es bedeutet Schöpfer sein. Und von da an konnte ich auch endlich verstehen, was mir bei anderen komplexeren Themen im Wege stand.

Dieses Buch ist für alle, die es wirklich wissen wollen. Die die Schnauze voll haben von allgemeinem Blabla. Die schon viel über eben genannte Themen wissen und dennoch weiterhin feststecken. Es ist für Menschen, die sich trauen tief zu gehen und bereit sind, sich selbst auch unangenehme Fragen zu stellen.

Kurz und knackig, was du hier findest:

Allgemein:

- Manifestationsleitfaden für die Erfüllung deiner Wünsche, Träume und Sehnsüchte

- Über 130 Reflexionsfragen, um deinen Mustern auf die Schliche zu kommen und deine Glaubenssätze zu erkennen

- Wie du Glaubenssätze auflöst

- Wie du durch die Angst gehst

- Wie du Klarheit behältst bei unvorhergesehenen Katastrophen

Manifestationsablauf:

- Wie du dir über deine Ziele klar wirst

- Wie du klar visualisierst

- Wie du unmissverständlich deine Bestellung beim Leben aufgibst

- Wie Loslassen für dich leicht wird

- Wie du deine Energiefrequenz erhöhst

- Wie du deinen Zweifel des Empfangens ausräumst

Am Ende dieses Buches hast du den Manifestationsprozess in seiner ganzen Klarheit verstanden. Ich gebe dir zahlreiche Beispiele, wo du auf dem Weg zur individuellen Erfüllung falsch abbiegst. Außerdem erinnere ich dich immer wieder daran, dass du Schöpfer bist; denn das zu vergessen, ist aus meiner Sicht die größte Hürde. Wir verfallen so unbemerkt schnell immer wieder in das „Menschenspiel“ und die Illusion von Machtlosigkeit.

Ich wünsche dir viel Erfolg, tiefe Erkenntnisse und hoffentlich auch ein bisschen Spaß beim Entdecken deiner Großartigkeit!

In tiefem Respekt für dein Sein!

Deine Anna

1. Schöpferbewusstsein

„Du bist ein göttliches Wesen. Ein allmächtiger Schöpfer. Du bist eine Gottheit in Jeans und T-Shirt, und in dir wohnt die unendliche Weisheit der Zeit und die heilige schöpferische Kraft von allem, was ist, sein wird und je war."

Anthon St. Maarten

Bevor es losgeht, müssen wir nochmal eine Sache tief ins Bewusstsein holen:

Du bist Gott in deiner Welt.

Es gibt nichts über dir – kein Leben, kein Schicksal, kein Universum. Du bist die Zeit, das Geld, die Liebe. Du bist das Universum. Du bist unendliche Fülle und Quelle allen Seins. Aus dir heraus erschaffst du dir deine Welt. Wie du die Menschen um dich herum behandelst, so behandelst du dich. Wie du behandelt wirst, so denkst du über dich. Wenn du Geld ausgibst, bezahlst du dich selbst. Wenn du krank wirst, warnst du dich selbst. Du erschaffst alles um dich herum und hast alles um dich herum erschaffen. Du hast mich erschaffen und diesen Text. Du hast den Stuhl oder das Sofa erschaffen, auf dem du gerade sitzt. Wenn du lügst, belügst du dich selbst. Wenn du Menschen meidest, dann meidest du dich selbst und läufst vor dir selbst weg. Wenn du wütend bist, bist du auf dich selbst wütend. Wenn du neidisch bist, dann verfällst du der Illusion, etwas nicht haben zu können, was dir zusteht.

Das Leben oder das Universum steht nicht über dir. Es steht hinter dir. Es antwortet auf das, was du aussendest. Es fragt dich quasi, wie du es haben willst. Seine Sprache ist Frequenz.

Die Handlungsaufforderung für dein Universum ist Frequenz.

Deine Frequenz speist sich aus deinem Denken, deinem emotionalen Fühlen, deinem körperlichen Fühlen und Wahrnehmen.

Solange du eine emotionale Reaktion auf eine Gegebenheit hast, gibt dir das Leben mehr davon, weil Emotionen eine Frequenzsendung sind. Es ist wie beim Facebook-Algorithmus. Wann immer du einen Beitrag kommentierst, bekommst du mehr Beiträge davon, selbst wenn du schreibst, dass du das ganz furchtbar findest.

Als Mensch sind wir einfach an einen Körper mit dessen Bedürfnissen gebunden. Und dies verursacht in uns Emotionen. Seien sie nun gut oder schlecht von dir bewertet. Somit ist die Sprache des Lebens hier auf Erden Frequenz bzw. Emotion(en). Solange du also eine emotionale Reaktion auf eine Gegebenheit hast, du dich aufregst, du wütend wirst, eifersüchtig bist, dich empörst, traurig oder aber auch glücklich bist, sendet dir das Leben mehr davon.

Das Leben ist wie Saat und Ernte. Es bringt dir immer das aufs Feld, was du vorher gesät hast. Und dein Saatgut ist eben diese Frequenz. Das ist das einzig „Schwierige" an dieser simplen Wahrheit. Du darfst dem Leben sozusagen die Frequenz dessen geben, was du ernten willst. Willst du Weizen ernten, muss du Weizen säen. Meistens wollen wir aber genau das ernten, was wir eben gerade nicht haben. Das heißt also, du musst die Weizenkörner organisieren, um welche säen und später noch mehr davon ernten zu können.

In Anwendung bedeutet das: Du willst Fülle und Wohlstand in deinem Leben, fühlst dich aber ausgelaugt und im Mangel –

dann musst du zunächst Fülle fühlen, in Fülle denken und aus Fülle handeln!

Eine weitere Herausforderung ist es, herauszufinden, in welcher Frequenz man sich gerade befindet. Quasi welches Saatgut man eigentlich gerade ausstreut. Man könnte meinen, dass es eigentlich ganz leicht ist. Man muss sich ja nur anschauen, was da so auf seinem eigenen Feld zu wachsen beginnt. Leider ist das für unseren begrenzten Verstand nicht immer so einfach. Unser Saatgut, unsere Frequenz, speist sich aus unseren Mustern, Glaubenssätzen, Prägungen und den damit verknüpften Emotionen. Diese sitzen in uns fest und erscheinen uns als vollkommen logisch und „normal", weswegen sie für uns quasi unsichtbar sind. Das herauszufinden, fühlt sich oft an wie Sudoku-Spielen. Ich zeige dir hier, wie du deine eigene Zahlenkombination entschlüsselst.

Hinzu kommt, dass wir uns niemals von außen selbst betrachten können. Ich habe dazu eine schöne Metapher. Ein Messer weiß nicht, was es ist. Es kann sich nicht betrachten und von außen sehen. Es kann nur das Ergebnis dessen sehen, was es tut. Es ist offensichtlich scharf und kann Dinge zerschneiden, aber es weiß nicht, dass es ein Messer ist. So ähnlich ist das bei uns. Wir sehen die Ergebnisse unserer Taten, wir sehen unser Leben und wir können andere sehen, aber unser wahres Selbst bleibt uns gern verborgen.

Anhand unserer Manifestationen erkennen wir sehr genau, wo wir uns energetisch in unseren Glaubenssätzen und unserem Wertesystem befinden. Denn werden deine Wünsche wahr, dann ist deine innere Autobahn vollkommen frei. Sobald sich der Weg jedoch sperrig anfühlt, stehst du dir selbst dazwischen. Immer wenn sich für dich etwas nicht leicht ebnet, dann fordert dich das Leben auf, innerlich „sauber" zu machen. Nur durch Schmerz setzen wir uns in Bewegung. Persönlichkeitsentwicklung, erfolgreiches Manifestieren und die Arbeit an deinen Glaubenssätzen, Werten und letztendlich dein gefühlter Erfolg (wie auch immer du für dich Erfolg definierst) sind im Prinzip das Gleiche. Ich habe mich dafür entschieden, dieses Buch anhand der Manifestationsschritte aufzubauen. Es gibt dir eine wunderbare Übersicht, an welcher „Station" du sozusagen gerade festhängst. Das kann in jedem Lebensbereich etwas anders sein.

2. Manifestieren

„Das Leben ist eine Schöpfung, nicht eine Entdeckung. Ihr lebt nicht, zu entdecken, was jeder Tag für euch bereithält, sondern um ihn zu erschaffen."
Gott in „Gespräche mit Gott", Band 1, Neal Donald Walsch

Manifestieren in Reinform geht in fünf simplen Schritten. Ist deine innere Autobahn frei, dann manifestierst du unmittelbar. Du denkst an eine Sache und schon ist sie da. Du manifestierst quasi immer zu jeder Zeit, nur eben unterbewusst und oft chaotisch, da wir nicht klar ausgerichtet und verbunden sind. Erfolgreiches Manifestieren passiert gar nicht so selten und oft in Bereichen, die dir nicht auffallen, weil sie so logisch sind.

Hier die Abfolge in der Übersicht und im Idealfall:

1. Klarheit finden
2. Visualisieren
3. Loslassen
4. Der Freude folgen/ Frequenz erhöhen
5. Empfangen

Nehmen wir ein simples Beispiel: Du willst deine Freunde besuchen. Ist deine „Autobahn" frei, dann laufen die Prozesse wie folgt ab:

1. Klarheit finden: Du wirst dir darüber bewusst, dass es schön wäre, deine Freunde mal wieder zu besuchen.
2. Visualisieren: Du stellst dir bildhaft all die positiven Aspekte des Treffens vor.
3. Loslassen: Du bist vollkommen entspannt, wie, wann und auf welche Weise ihr euch treffen werdet. Du weißt, es wird schön werden und demnächst passieren.
4. Der Freude folgen: Du rufst sie vielleicht an (weil du Lust darauf hast) oder schreibst ihnen eine Nachricht, wann es denn mal wieder passen würde.
5. Empfangen: Sie antworten dir, dass es schon morgen sehr gut passt und du fährst hin. Ihr trefft euch.

Dir fällt vielleicht auf, dass dieser Prozess von eins bis vier innerhalb von einer Minute erledigt sein könnte. Das Materialisieren in Materie in Schritt fünf kann durchaus etwas länger dauern. Die Energie muss sich erst dahin verdichten. Die Frequenz deiner Gedanken lässt sich quasi sofort verändern. Das Materialisieren in greifbare Materie dauert länger, da die Frequenz stetig und konsequent (je nachdem, wie schnell du voran kommen willst) ausgesendet werden muss. Deswegen siehst du das Ergebnis deiner Manifestation eben erst entsprechend später, je weiter das Ergebnis von deinem aktuellen IST-Zustand entfernt ist. Hast du schon eine vollausgebaute innere Autobahn, dann manifestierst du sofort. Musst du dir vollkommenes Neuland erobern, dann dauert es eben entsprechend länger. Stelle dir das Aussenden deiner Frequenz wie ein Vorankommen im Dschungel vor. Am Anfang hast du stark gegen das Unkraut zu kämpfen. Später ist es dann vielleicht schon ein Trampelpfad (dauert aber immer noch recht lange), dann wird es irgendwann ein Feldweg, eine Landstraße, eine Bundesstraße und später eben deine vierspurige Autobahn. Wenn du also im Moment arbeitslos bist und dir gern ein Millionenimperium aufbauen willst, dann dauert es eben eine Zeit, bis du vom Dschungel zur Autobahn kommst.

Ich erzähle hier gern eine unfassbar erstaunliche Manifestationsgeschichte. Ich war mit einer Freundin in einem schicken japanischen Restaurant essen. Ich bestellte Lachs und bekam ein für mich ordentlich großes Fischstück serviert. Meine Freundin bestellte sich ein Pilzgericht. Ungefähr nach der Hälfte des Essens – ich war schon gut satt – kam der Kellner und legte mir ein weiteres Fischfilet auf den Teller. Ich schaute ihn vollkommen verdattert an. Er sagte nur: „Entschuldigen Sie für das kleine Stück Fisch." Es war bei Weitem nicht klein gewesen. Ich war vollends zufrieden und legte mein Fischfilet meiner Freundin auf den Teller, weil es mir wirklich zu viel war. Und da sagte sie auf einmal: „Das war die schnellste Manifestation aller Zeiten." Ich sagte: „Aber ich habe das gar nicht manifestiert." Und sie meinte: „Du nicht, aber ich! Mir tropfte ganz schön der Zahn nach deinem Lachs." Das fand ich ziemlich abgefahren.

Nun zeige ich dir an meinem Beispiel mit dem Besuch der Freunde mal, was auf dem Weg von eins bis fünf „dazwischenkommen" kann:

1. Klarheit finden: Du bist dir nicht sicher, ob du nun diese Freunde oder doch lieber die anderen treffen solltest. Oder solltest du lieber gar niemanden Treffen?

2. Visualisieren: Du erinnerst dich an das letzte Treffen und fokussierst dich auf die negativen Aspekte eurer Verbindung.

3. Loslassen: Du bist nicht sicher, wie ihr zusammenfinden sollt – sie wohnen so weit weg oder sie haben ja eh nie Zeit oder das Wetter ist gerade so schlecht usw.

4. Der Freude folgen: Du wartest darauf, dass sie dich anrufen, und wirst dadurch ungeduldig oder gar wütend. Du genießt dein Leben nicht mehr, bist nicht mehr bei dir, sondern im Fokus auf das, was *nicht* ist.

5. Empfangen: Sie laden dich ein und du denkst dir: „Ach, ich möchte euch aber auch nicht belasten, jetzt habe ich mich vielleicht aufgedrängt" oder „Wir haben uns ja schon letzte Woche gesehen. Nein, das ist doch zu viel verlangt."

Du siehst also – auf dem Weg zur Erfüllung kann viel schiefgehen. Da kommen plötzlich unvorhergesehene Baustellen, Umwege und Zweifel, und die lassen den Weg dann ganz schön lang werden. Willkommen im Leben. Oftmals führt dieser lange Weg dazu, dass wir entweder massiven Druck aufbauen, dass wir erzwingen, fordern, erwarten oder dass wir melancholisch, depressiv und uninspiriert werden – frei nach dem Motto: „Ich kann ja eh nichts ändern."

> *Im Leben geht es nicht darum, glücklich zu sein, sondern lebendig!*

Betrachte es immer wieder als ein Spiel. Eine Reise zu dir selbst, denn die Baustellen und endlosen Umwege hast du dir selbst gesetzt. Also kannst du sie dir auch selbst wieder umbauen. Zugegeben, das kostet Zeit und wirkliche Reflexion, aber „that´s part of the game". Es wäre ja zu langweilig, wenn das Spiel nach einer Runde zu Ende gespielt wäre, oder? Denke immer daran – im Leben geht es nicht darum, glücklich zu sein, sondern lebendig! Das ist ein kleiner, aber feiner Unterschied. Ein Film, wo alles wunderschön, harmonisch und einfach perfekt ist, langweilt dich nach den ersten drei Minuten. Du bist gekommen, um lebendig zu sein, um zu sehen, wie du die Stürme bändigst, wie großartig du sein kannst, wie stark dich die Angst fesselt und ja, am Ende auch, wie das Glück und die Freude deinen ganzen Körper durchströmen. Aber diese Freude ist nur dann wahrhaft großartig, der Blockbuster ist erst dann wirklich befriedigend, wenn die Spannung vorher zum Zerreißen war. Die Reise ist das Leben – der Weg ist das Ziel, nicht das Ziel ist das Leben. Wenn du am Ziel bist, bist du nicht mehr Mensch. Denn wenn wir tot sind, dann sind wir reine Glückseligkeit, Freiheit, Licht und Liebe. Dieses Erdenspiel hat seine Umwege. Deswegen dürfen wir lernen, uns tief darin zu entspannen, wenn wir wieder an eine Baustelle stoßen, und uns gleichzeitig immer wieder sagen: „Interessant, was ich mir hier wieder in den Weg gestellt habe!" Schauen wir uns das an und erfahren etwas Neues über uns! Ewiges Harmoniestreben ist ein Wunsch aus dem Ego heraus. Das Ego versucht Angst zu vermeiden. Es versucht dich zu schützen. Das ist prinzipiell nicht schlecht, es hält dich aber klein, bzw. auf Stillstand. Ein starker Mensch sucht nicht nach Harmonie. Er begegnet dem Leben. Er sagt Ja zu dem, was ist, und durchlebt, was es zu nehmen gilt. Und witzigerweise entsteht daraus Harmonie und Frieden in uns selbst. Nicht, weil man es gesucht hat, sondern weil man durch die Angst gegangen ist in den emotionalen Stürmen. Suchst du jedoch nach Harmonie, dann vermeidest du die Stürme und baust Schutzmauern um dich, du vermeidest dann Konflikte, Menschen, Situationen und Herausforderungen, du wirst perfektionistisch oder dein Leben wird öde. Finde Glück und Harmonie in deinem Leben durch das tiefe Akzeptieren der Dualität, der Begrenzung und des Schmerzes.

Wer wählst du zu sein?

Auch der Satz „Wer wähle ich zu sein in diesem Menschenspiel?“ wird dir helfen, entspannter durch die Umwege zu kommen. Möchte ich mit dem Kopf durch die Wand? Möchte ich erpressen, fordern, manipulieren, hart werden? Oder möchte ich aufgeben, jammern, weinerlich werden, mich beschweren, lästern, eifersüchtig sein und mich in der Opferwanne baden? Oder möchte ich sagen: „Okay. Okay! Ich nehme es an. Ich sehe, ich kämpfe gegen mich selbst, oder ich sehe, ich laufe vor mir selbst davon. Ich sehe, ich suche Schuldige, und begrenze dadurch meine eigene Schlagkraft. Ich genialer Schöpfer habe mir hier ein wundervolles Spiel kreiert. Die perfekte Illusion. Und ich entscheide jetzt, genau hinzuschauen, was ich hier noch nicht weiß über mich.“ Deine Wahl, deine Entscheidung.

3. Klarheit

„Wo kämen wir hin, wenn alle sagten, wo kämen wir hin, und niemand ginge, um einmal zu schauen, wohin man käme, wenn man ginge."
Lyriker Kurt Marti

Also fangen wir an. Klarheit ist Punkt eins und damit beginnt schon das ganze Spiel. Fokussierte, zielorientierte Menschen haben meistens „vermeintlich" nicht so große Probleme in diesem Schritt. Aber ich sage dir, dass auch hier der Hase im Pfeffer liegen kann. Denn oftmals ist das, was wir glauben haben zu wollen, gar nicht wirklich das, was wir wollen. Ich glaubte eine Zeit lang, dass ich unbedingt mein Business digitalisieren müsste, um mehr Geld zu verdienen. Mein Ziel war: Viel Geld zu verdienen! Mein Glaubenssatz darunter: Ich verdiene mein Geld über mein Business. Und es ging nicht los. Ich fuhr mit Handbremse durch den verdammten Geldfluss. Bis ich merkte, dass mehr Geld gar nicht mein wirkliches Ziel war. Es war vielmehr ein Ziel, das sich mein Verstand gesetzt hatte, um ans eigentliche Ziel zu kommen. Mein wirkliches Ziel war Entspannung. Ich wollte einen stabilen Geldfluss, damit ich mich entspannen kann. Damit ich entspannt meine Einzeltrainings machen und Bücher schreiben kann. Damit ich mich eben nicht mit Digitalisierung und Businessaufbau beschäftigen muss, weil mir das unfassbar viel kreative Energie zog. Nachdem ich das innerlich drehen konnte, zog ich jeden Monat auf die verrücktesten Arten und Weisen eine für mich sehr hohe Summe Geld an.

Ich hatte hier also ganz klar mehrere Fehler gemacht. Ich habe mich um das „Wie" gedreht. Wie kann ich mehr Geld verdienen? Ich habe meine Schöpferkraft auch beschränkt, indem ich den

Kanal vorgegeben habe (mein Business & Digitalisierung), und ich hatte auch noch die vollkommen falsche Vision, die sich gar nicht wirklich gut in mir angefühlt hat.

WAS LIEGT HINTER DEINEM WUNSCH?

„Der Mensch bewegt sich in einer Welt, die nichts anderes als seine Bewusstseinserfahrung ist."
Neville Goddard

Du fragst dich also, wenn du dir deine Vision vor Augen hältst, was du eigentlich wirklich willst! Machen wir das mal ganz konkret an meinem Businessbeispiel:

Ich will ein digitalisiertes Business.

Warum?

Weil ich einen stabilen Geldfluss haben möchte.

Warum?

Weil ich dadurch entspannter das machen kann, was ich eigentlich machen will.

Was willst du denn eigentlich machen?

Schreiben und Coachen und keine Kundenakquise mehr.

Mein eigentliches Ziel ist also: Ich möchte mir um Geld keine Gedanken mehr machen müssen, damit ich das machen kann, worauf ich so richtig Lust habe. Auf welche Weise das Geld zu mir kommt, ist dabei eigentlich vollkommen egal. Geld ist Geld. Also kreierte ich mir eine innere Version von mir, die sich um

Geld keine Sorgen machen muss. Die in Hülle und Fülle versorgt ist, der das Geld aus den Taschen quillt. Und tatsächlich, nachdem ich meine vierspurige Autobahn zum Thema Geldfluss ausgebaut hatte, bekam ich so viel Geld, teilweise auch als Bargeld, dass es mir schon fast unangenehm war.

Frage dich also immer wieder, und tue das ruhig einmal die Woche: Was liegt hinter meinem Wunsch? Die meisten Ziele sind nicht die wahren inneren Ziele. Es muss wirklich dein wahres inneres Ziel sein. Frage dich, was beispielsweise hinter dem Kinderwunsch liegt: Bedingungslose Liebe? Mehr Entspannung durch eine Elternzeit? Geborgenheit? Das Gefühl, gebraucht zu werden? Das Gefühl, etwas hinterlassen zu können?

Was liegt hinter dem großen Eigenheim? Es sich endlich richtig schön zu machen? Das Gefühl, etwas darzustellen? Ein eigener Garten? Das Gefühl, es „geschafft" zu haben?

Was liegt dahinter, viel Geld zu verdienen? Gerade hinter Geld liegen so viel Erwartungen, aber niemals wirklich das Geld. Denn Geld ist nur eine Energie, mit der du dir etwas erkaufst. Viel klüger wäre es, sich klar zu werden, was du mit dieser Energie von Geld machen würdest. Geld ist im Prinzip gebündelte Zeit. Meine liebste Freundin sagte damals zu mir, als ich das erste Mal eine Summe Geld geschenkt bekam, womit ich locker vier Monate großzügig verreisen konnte: „Genial, Anna, du hast dir Zeit manifestiert für dein zweites Buch." Und ich dachte: „Sie hat recht."

Es muss sich in dir lecker anfühlen.

Deine Vision, dein Wunsch, muss sich in dir lecker anfühlen. Mein Business zu digitalisieren fühlte sich überhaupt nicht lecker in mir an, sondern schwer, undurchsichtig und anstrengend. Es muss dir beim Gedanken an dein Ziel sprichwörtlich das Wasser im Munde zusammenlaufen. Daran zu denken, muss dir so viel Freude machen, dass es einfach schon herrlich ist, daran zu denken. Erstens machst du es dann auch freiwillig immer wieder gern, daran zu denken, denn das ist wichtig fürs Manifestieren, und zweitens erkennst du daran, dass du ganz nah dran bist. Es muss so lecker in dir sein, dass es dir schon fast egal ist, ob es dann auch wirklich kommt. Die Vorfreude muss so stark sein, dass das Ergebnis zweitrangig wird. Erinnere dich wieder: der Weg ist das Ziel. Der Prozess der Manifestation ist 99,9 % des gelebten Ergebnisses. Wenn es so köstlich in dir ist, dann stellst du nämlich genau die gewünschte Energie bereit. Du bist sie quasi schon und das Leben hat keine andere Wahl, als zu folgen. Erinnere dich an das Lachsfilet!

Fragen:

Was willst du wirklich?

Fühlt sich das wirklich köstlich in dir an?

WIE WIRST DU DIR KLAR?

„Was immer der menschliche Geist sich vorstellen kann, kann er auch erreichen."
W. Clement Stone

Es gibt aber auch die Momente im Leben, wo man nicht so richtig greifen kann, was man eigentlich wirklich will. Vor allem wenn man schon ganz gut mit seinem Ego gearbeitet hat. Man hat gelernt, nicht auf jeden Bock zu springen, der uns daherläuft.

Aber oftmals hat man dann ein „spiritualisiertes“ Ego. Bei sehr religiösen und genügsamen Menschen beobachtet man das auch mitunter: „Ich bin zufrieden mit meinem Leben. Es gibt so viele Menschen, denen es schlechter geht. Man muss auch mal dankbar sein. Ich weiß, dass alles gut wird.“ Nicht, dass du nicht unbedingt dankbar sein sollst, aber du kannst es eben auch übertreiben und jegliche Er-Füllung, jegliches Abenteuer, jegliche Lebenslust in dir niederdrücken. Dadurch verlagerst du die eigene Fülle auf eine immerwährende Zukunft oder gar auf den Tod. Die Fülle kann also nie wirklich im Jetzt eintreten.

Frage dich immer wieder: „Was würde ich tun, wenn Geld keine Rolle spielt? Wenn ich unendlich viel Geld hätte?“ Oder: „Was würde ich tun, wenn mich keiner kennt? Was würde ich tun, wenn ich unendlich geliebt wäre? Was würde ich tun, wenn ich unfassbar gesund wäre, wenn meine Krankheit vollkommen geheilt wäre und ich alles tun könnte, was ich will, und wüsste, dass meine Krankheit nie wieder zurückkommt?“ Finde darin deinen Weg. Ja, vielleicht kannst du nicht gleich alles sofort umsetzen. Dann frage dich, was hinter dem Wunsch liegt, was du vielleicht im „Kleinen“ sofort umsetzen kannst.

Verfeinere deine Version von dir immer mehr. Frage es dich Woche für Woche. Sei wach für das, was dir das Leben dabei zeigt. Spüre immer wieder in verschiedene „Versionen“ hinein und „schmecke“ quasi für dich, ob das DEIN Geschmack ist, wie sich für dich Leben anfühlen darf.

Spiele Gott! Baue solange an dieser Vision herum, bis sie sich in dir wirklich absolut beflügelnd anfühlt.

Geld ist Energie.

Das Geldthema ist unfassbar gut, denn die meisten Menschen haben ein Geldthema. Ich würde sagen, 90 % der Menschen denken, dass sie hart arbeiten müssen, um Geld zu verdienen.

Und genau dieser Satz hält sie davon ab, viel Geld zu verdienen oder zu erhalten. Denn nicht jeder ist bereit, seine Gesundheit und seine Familie für Geld zu opfern. Sei schlau und baue dir eine Vision, wo der Geldfluss in Leichtigkeit zu dir fließt. Manchmal ist der Zufluss des Geldes super, aber der Abfluss permanent offen. Das sind die Menschen, die sagen: „Ich verdiene so viel Geld“, aber am Ende des Monats bleibt nichts übrig. Das ist ebenfalls ein Mangelthema. Vielleicht verballerst du dein Geld in Versicherungen oder in Aktienanlagen, denn es bedeutet letztendlich, dass du nicht daran glaubst, dass das Geld weiter fließen wird. Du musst dich quasi absichern für den Moment, wo das Geld einmal nicht mehr in Hülle und Fülle fließt, und wenn du das glaubst, so wird das auch ganz bestimmt mit einem gewissen Lebensdatum auf dem Kalenderblatt passieren. Dein Wille geschehe. Oder du verschenkst sehr viel, weil du dich gut stellen willst. Oder du kaufst dir „sinnlose“ Luxusgüter, weil du glaubst, etwas darstellen zu müssen, damit das Geld weiter fließt. Wenn Geld zwar kommt, aber auch sofort wieder geht und das eine Angst in dir auslöst, dann steckt dahinter ein Mangelthema. Denke daran – du bist Gott. Geld darf für dich wie Wasser sein. Geld ist reine Energie, es ist wie die Liebe. Es ist immer vorhanden. Die Frage ist nur, ob es bei dir vorhanden ist.

Dein Selbstausdruck ist deine Nahrung.

Interessant ist auch das Thema „sich zeigen“. Sich auf einer Bühne, bei den sozialen Medien oder einfach nur mit seiner Businessidee zu zeigen, erfordert sehr viel innere Stärke. Da ploppen tausend Glaubenssätze auf: „Ich bin noch nicht soweit. Ich werde ausgelacht. Wer bin ich denn, dass ich das jetzt mache? Ich muss erst perfekt sein. Ich will nicht aufdringlich sein. Ich muss erst noch tausend Abschlüsse machen usw.“ Finde deine Baustelle in dieser Vision und nimm sie raus. Kreiere dir eine Vision, wo du dich zeigst, ohne in den Stress deiner Glaubenssätze zu fallen. Selbstausdruck ist für mich die höchste Form der Persönlichkeitsentwicklung. Herauszufinden, was wirklich deine Worte sind, was deine Sprache ist, was deine Kunst ist, was deine Essenz ausmacht, ist die höchste Form, sich mit sich selbst zu verbinden und sich klar nach außen auszurichten. Jeder kann für sich allein ein Buddha sein. Erst in der Begegnung mit anderen erfahren wir, wie stark wir in uns verwurzelt sind. Also sprich DEINE Worte. Schreibe DEIN Buch. Singe DEIN Lied. Finde DICH in deinem Ausdruck. Und wenn du es gefunden hast, dann geh aufs Ganze. Wenn du deinen persönlichen Ausdruck gefunden hast, dann gibt es keine Konkurrenz für dich, dann kann dir nichts weggenommen werden, dann kann dich auch keiner kopieren. Denn du bist in deinem Sein einmalig.

Liebe ist ein aktiver Vorgang.

Auch unsere Beziehung ist ein wundervolles Spielfeld. Wie muss sich Beziehung anfühlen, dass es für dich erfüllend ist? Oftmals sind wir so geprägt von den Beziehungen um uns herum und vor allem von der Beziehung unserer Eltern zueinander, dass wir nicht auf die Spur finden, was uns da im Wege steht. Ich empfehle hier sehr das Buch „Das Paar in dir muss Liebe finden" von Sandra Köhldorfer. Erinnere dich auch hier, wenn du frustriert erkennst, dass dein inneres Beziehungsbild nicht gerade nährend ist, dass es lediglich eine Schablone ist. Du bist Gott und kannst jederzeit neu wählen. Dabei gilt es jedoch, zu erkennen, was man unterbewusst bis jetzt gewählt hat.

Realität ist nicht das, was sich dir zeigt, sondern das, was du in dir erschaffst!

Die Realität ist nicht das, was sich dir im Außen zeigt. Die Realität ist das, was in dir drinnen passiert. Das Außen ist nur ein Film dessen, was du kreiert hast in deinem inneren

Kernkraftwerk. Wir kommen ganz oft nicht in eine klare Vision, weil wir (A) nicht wissen, was genau uns blockiert, (B) uns nicht glaubhaft beweisen können, dass es möglich ist, und (C) unser Umfeld – unsere vermeintliche Realität – uns ein ganz anderes Bild zeigt. Bedenke aber, dein Umfeld spiegelt deine aktuelle Energiequalität mit deinem eigenen Baustellen-Glaubenssatz wider. Suche also aktiv nach positiven Bestätigungen für deine Vision. Beschäftige deinen Verstand mit der Suche nach der „Realität", die du wahrnehmen möchtest. Das musst du sehr bewusst tun, weil sonst dein Unterbewusstsein dich formt. Das Ergebnis deines Unterbewusstseins siehst du in deiner aktuellen Lebensversion. Willst du neue Ergebnisse, musst du aktiv „umprogrammieren".

Fragen:

Welcher Gedanke hindert mich daran, so zu fühlen, als ob es bereits geschehen ist?

Was würde ich tun, wenn Geld keine Rolle spielt?

Was würde ich tun, wenn mich keiner kennt, wenn ich auf niemanden Rücksicht nehmen müsste?

Was würde ich tun, wenn ich unendlich geliebt wäre?

Was würde ich tun, wenn ich unfassbar gesund wäre, wenn meine Krankheit vollkommen geheilt wäre und ich alles tun könnte, was ich will?

4. Dein Identitäts-Shift

„Wenn du ein neues Ergebnis willst, musst du die Gewohnheit, du selbst zu sein, durchbrechen und ein neues Selbst erschaffen."
Dr. Joe Dispenza

Klarheit finden bedeutet also nicht, dir eine gewünschte Summe Geld auf ein Blatt Papier zu schreiben und den Traumpartner in Bewertungspunkten zu notieren. Klarheit bedeutet, dass du dir der Identität bewusst wirst, die du verkörpern möchtest. Manifestieren ist sozusagen ein Identitäts-Shift. Geld ist nur eine Zahl auf einem Blatt Papier. Ehe ist nur eine gesellschaftliche Rolle. Dein Social-Media-Auftritt ist nur ein Video irgendwo im Internet. Das, was den Wandel auslöst, ist die Identität dahinter. Erst wenn du bereit bist, die vergangene Version von dir gehen zu lassen und die gewünschte Identität vollkommen und bedingungslos in jedem einzelnen Moment (auch in deiner Ursprungsfamilie und bei alten Bekannten) zuzulassen, kann der Wandel passieren. Das heißt, je schneller du loslassen kannst, desto schneller kommt das Neue in dein Leben. Der „Sweet Spot" zwischen „Vergangenheit loslassen" und „das Neue Empfangen" ist die Magie und das, was es manchmal „auszuhalten" gilt, wenn die Erfüllung länger dauert.

Magnetismus braucht eine eigene Definition von innen.

Manifestieren braucht demnach eine Definition von Innen, nicht von Außen. Wer sich im Außen definiert, ist nicht magnetisch. Das Innen ist sozusagen deine identifizierte Gefühlswelt. Über deine Gefühlswelt bestimmst du deine Identität. Die meisten Menschen schauen jedoch auf sich selbst über einen „Blick" von Außen. Das ist dann zum Beispiel ein renommierter Job (der einem gar nichts bedeutet), ein großes Auto (um die Freunde zu beeindrucken), ein schicker Partner (den man vorzeigen kann und der ein attraktives Licht auf uns wirft), ein schlanker Körper (der getriezt wird), Kinder (um dem gesellschaftlichen oder familiären Druck gerecht zu werden) usw. Es gibt da so viele Beispiele, wie es Menschen gibt.

Frage dich einfach, was du tust oder getan hast, weil andere es von dir erwarten oder weil du glaubst, dass sie es von dir erwarten. Was erzeugte keinerlei Befriedigung in dir, als du es endlich hattest? Oder was befriedigte dich nur für sehr kurze Zeit? Was hat dich nur in den Momenten erfüllt, als du es „vorzeigen" konntest?

Denke immer daran – du bist Gott in deiner Welt. Mache sie so lecker, wie du nur kannst. Wenn du alles sein könntest, alles erleben könntest, alles fühlen könntest, was du willst – wer wählst du zu sein? ZU SEIN, nicht zu werden, nicht darzustellen, nicht zu repräsentieren. Kannst du dir überhaupt erlauben, dich unfassbar großartig zu fühlen?

Fragen:

Was tust du, obwohl es dir nichts oder nicht wirklich viel bedeutet?

Was hast du, um es vorzuzeigen (Gegenstände, Abschlüsse, Partner)?

WERTE, STANDARDS UND BEDÜRFNISSE

„Ich wollte mich einer Norm anpassen, ich wollte Forderungen erfüllen, die gar niemand an mich stellte, ich wollte etwas sein oder spielen, was ich gar nicht war. Und so war es mir wieder einmal geschehen, dass ich mich selbst und das ganze Leben vergewaltigt hatte."

Hermann Hesse

Ok, lass uns an deiner Zielgeraden feilen. Wenn du nicht weißt, wer du sein willst, wirst du irgendwo rauskommen, nur nicht da, wo du hinkommen willst bzw. hingehörst. Stelle dir vor, du sitzt auf einem Flughafen. Du bist mit dem Kauf dieses Buches nun schon so weit gekommen, dass du entschieden hast: „Ich will fliegen". Du willst hoch hinaus und an einen möglichst schönen Ort. Aber bevor du in den erstbesten Flieger steigst, mache dir bewusst, wie deine Zielgerade aussehen darf.

Lies dazu gern noch einmal in meinem ersten Buch „Das Leben ist dein Spiegel" das Kapitel 6 „Deine Essenz". Hier stelle ich dir sehr viele visionäre Fragen, bei denen du dir selbst auf spielerische Weise näherkommen kannst.

Deine Werte.

Schreibe dir fünf Menschen auf, zu denen du aufblickst, mit welchen du dich stark identifizierst oder die dich in irgendeiner Weise faszinieren. Du musst dich dort nicht in allen Punkten anlehnen, aber zu einem großen Teil. Schreibe dir zu jeder einzelnen Person fünf Eigenschaften auf, die du mit dieser Person verbindest. Bündle diese nun und minimiere sie auf drei bis fünf Punkte insgesamt. Die Eigenschaften, die du nun erhältst, sind dein aktuelles Kerngeschäft – das, was du in deinem Leben nun mehr integrieren möchtest.

Wer triggert dich?

Um deine Werte zu erkunden, kannst du auch Menschen heranziehen, die dich triggern, über die du dich innerlich aufregst, die dich ärgern. Dort schreibst du das entsprechend positive Pendant auf. Beispielsweise, wenn es dich aufregt, dass Menschen nicht pünktlich sind, dann schreibst du dir Pünktlichkeit als einen Standard für dich auf.

Schreibe deine eigene Grabsteinrede!

Auch eine wunderbare Überlegung ist die Frage, was auf deinem Grabstein stehen sollte oder wie die Rede zu deiner Beerdigung ausfallen würde. So zoomst du aus deiner aktuellen Situation heraus und blickst generell auf dein Leben. Was sollen die Menschen am Ende deiner Tage mit dir verbinden, was sollen sie über dich sagen und denken? Welcher Fußabdruck soll im Leben der Nachwelt von dir nachschwingen?

Um dich zu inspirieren, habe ich dir hier eine Reihe von Standards, Werten und Bedürfnissen aufgelistet. Streiche die 5 Punkte an, die dir am meisten ins Auge springen. (Werteliste nach Bernard Zietzer)

Abenteuer, Achtsamkeit, Agilität, Aktivität, Akzeptanz, Anerkennung, Anmut, Anstand, Ästhetik, Aufgeschlossenheit, Aufmerksamkeit, Authentizität

Begeisterung, Beständigkeit, Bescheidenheit, Besonnenheit

Dankbarkeit, Demut, Disziplin, Durchsetzungskraft

Effektivität, Ehrlichkeit, Empathie, Engagement, Entscheidungsfreude, Entdeckergeist, Entschlossenheit

Fairness, Fleiß, Flexibilität, Freiheit, Freude, Freundlichkeit, Freundschaft, Frieden, Fröhlichkeit, Fürsorglichkeit

Geduld, Gelassenheit, Gemütlichkeit, Gerechtigkeit, Gesundheit, Glaubwürdigkeit, Großzügigkeit, Güte

Harmonie, Herzlichkeit, Hilfsbereitschaft, Hingabe, Höflichkeit, Humor

Idealismus, Innovation, Inspiration, Integrität, Intelligenz, Interesse, Intuition

Klugheit, Konsequenz, Kontrolle, Kreativität

Leidenschaft, Leichtigkeit, Liebenswürdigkeit, Loyalität

Mitgefühl, Motivation, Mut

Nachhaltigkeit, Nächstenliebe, Neutralität, Neugier

Offenheit, Optimismus, Ordnungssinn

Pflichtgefühl, Phantasie, Pragmatismus, Präsenz, Präzision, Professionalität, Pünktlichkeit, Perfektion

Realismus, Redlichkeit, Respekt, Rücksichtnahme, Ruhe

Sanftmut, Sauberkeit, Selbstdisziplin, Selbstbewusstsein, Selbstvertrauen, Sensibilität, Seriosität, Sicherheit, Solidarität, Sorgfalt, Sparsamkeit, Spaß, Standfestigkeit, Sympathie, Spontanität

Tapferkeit, Teamgeist, Teilen, Toleranz, Tradition, Transparenz, Treue, Tüchtigkeit

Unabhängigkeit, Unbestechlichkeit, Überzeugungskraft

Verantwortung, Verlässlichkeit, Vertrauen, Verzeihen

Wachsamkeit, Weisheit, Weitsicht, Willenskraft, Würde

Zielstrebigkeit, Zuneigung, Zusammenhalt, Zuverlässigkeit, Zuversicht

Sei ehrlich!

So weit, so gut. Das war der einfache Teil. Jetzt darfst du den Gürtel enger schnallen und dir ein Versprechen geben. Du willst absolut ehrlich mit dir sein. Mach dir nichts vor. Hintergehe dich nicht. Wo lebst du diesen Standard, diesen Wert noch nicht vollumfänglich?

Wie soll das Leben dir genau diese Bedürfnisse und Standards ermöglichen, wenn du ständig Grenzüberschreitungen zulässt, permanent nachgibst, permanent selbst nicht das vorgibst, was du erhalten möchtest. Manifestation speist sich aus zwei Quellen. Die eine Quelle ist deine Ausrichtung – deine Standards und Werte. Die andere Quelle ist die Verbundenheit. Also wie konsequent lebst du deine Ausrichtung? Stimmen dein Denken, dein Fühlen, dein Sprechen und dein Handeln überein? Wenn du also etwas sagst, aber anders handelst, wenn du etwas sagst und etwas Gegensätzliches fühlst, wenn du etwas denkst und etwas anderes aussprichst, dann bist du nicht verbunden. Selbst unser Denken und Fühlen kann nicht verbunden sein. Wenn du rational beispielsweise denkst, dass das der richtige Job für dich ist, dein Herz dir aber etwas anderes sagt, dann schickst du undefinierte Signale aus und du wirst unbefriedigende Ergebnisse erhalten.

Sei konsequent und absolut präzise. Übe dich darin, Tag für Tag immer mehr Verbindung und Ausrichtung in deinem Leben zu pflegen. Nimm dir vielleicht jede Woche oder jeden Monat (nach deinem Tempo) einen neuen Lebensbereich vor, wo du dich überprüfst.

Fragen:

Mit welchen fünf Menschen identifizierst du dich stark? Schreibe jeweils fünf Eigenschaften zu ihnen auf und ziehe deine Werte heraus!

Überlege dir, was dich an anderen triggert, und formuliere deinen verletzten Wert daraus!

Was sollen die Menschen bei deiner Beerdigung über dich sagen?

Wo lebst du diesen Standard, diesen Wert noch nicht vollumfänglich in Wort und Tat?

NEUE STANDARDS, DIE VORWIEGEND DICH BETREFFEN

„In der Natur gibt es weder Belohnungen noch Strafen. Es gibt nur Konsequenzen."
Robert Green Ingersoll

Du hast jetzt vielleicht festgestellt, dass es Standards gibt, die vollumfänglich mit deiner eigenen Konsequenz zusammenhängen. Das könnte zum Beispiel sein: Ich will mehr genießen, ich will achtsamer werden, ich will mir mehr Zeit lassen, ich will fitter werden, mich gesünder ernähren, nicht mehr so oberflächlich sein etc. Mit diesen Standards und Bedürfnissen intervenierst du nicht direkt in das Feld anderer Menschen hinein. Es betrifft quasi nur dich und deine eigene Konsequenz mit dir.

Notiere dir nun ganz klar, in welchen Situationen du genau deinen neuen Standard konsequenter leben willst.

Schreibe es dir auf deine To-do-Liste, mache einen Wochenplan, werde konkret. Indem du es aufschreibst und es im besten Falle noch bei jemandem laut aussprichst, hat es die Möglichkeit, etwas mehr in dein Leben zu rutschen. Zum Beispiel erzählte ich meinem Bruder, dass ich hochwertiger werden will. Oder nicht mehr so sparsam sein möchte. Und bei der nächsten Gelegenheit erinnerte er mich daran, als ich schon wieder kurz davor war, Plastikbecher zu kaufen, statt meinem Kunden ein Glas anzubieten. Sage dem Leben, dass du es ernst meinst. Werde konkret, sprich darüber, handle danach und gib anderen die Erlaubnis, dich an dein neues Ziel zu erinnern.

Schreibe dir Post-its. In meinem ersten Buch gibt es den kostenlosen Online-Quick-Check zum Download. Klebe sie an stark frequentierte Orte in deiner Umgebung. Erinnere dich immer und immer und immer wieder daran, worauf du achten willst. Schreibe darüber Tagebuch. Stelle dir einen Wecker und frage dich dann: Habe ich heute meine Werte und Standards eingehalten? Feiere dich dafür, dass du es getan hast oder wenigstens daran gedacht hast. Feiere dich dafür, dass du es zumindest versucht hast und dennoch wieder eingeknickt bist. Sage dem Leben, dass du es ernst meinst, und es wird Realität werden.

Fragen:

Notiere dir, in welchen Situationen du genau deinen neuen Standard konsequenter leben willst.

Wer könnte dich dabei unterstützen, dich an deine Standards zu erinnern?

Wie könntest du dich selbst immer wieder an deine Standards erinnern?

NEUE STANDARDS, DIE DIREKT IN DEIN UMFELD GREIFEN

„Eine Liebeserklärung ist wie die Eröffnung beim Schach:
Die Konsequenzen sind unabsehbar.“
Hans Söhnker

Bis hierhin war es Spaß. Jetzt gehts ans Eingemachte. Neue Standards, die in dein Umfeld eingreifen, sind kräftezehrend und sorgen definitiv früher oder später für Spannungen. Vielleicht hast du für dich den Wert „Wahrheit sprechen“ gewählt oder „Klarheit“, „Selbstbestimmung“ oder „Nein sagen können“. Wie auch immer deine Worte für dich lauten, dieser Wert bedeutet, dass du Grenzen ziehen darfst. Und zunächst darfst du dich fragen, wo du bisher noch Grenzüberschreitungen zulässt. Passiert das in gewissen Situationen oder mit bestimmten Personen? Passiert das in gewissen Seins-Zuständen (wenn du angetrunken bist, wenn du müde bist, wenn du traurig bist, wenn du gut gelaunt bist, ...)? Versuche die Situation genauer zuzuordnen.

Frage dich ganz sachlich, welches Bedürfnis in der jeweiligen Situation zu kurz kommt.

Formuliere dein übergangenes Bedürfnis und schreibe es auf, z. B.: Ich bin müde und gestresst, ich brauche meine Ruhe, um zu regenerieren.

Ich-Botschaften.

Übe dich in „Ich-Botschaften“. Das klingt nach einem simplen Kommunikationsskill. Ist es letztendlich auch. Ich beobachte leider, dass immer noch auf Konfliktsituationen aus dem Affekt und aus dem Ego heraus reagiert wird, anstatt bedürfnisorientiert zu kommunizieren. Sobald du dich zwingst, Ich-Botschaften zu benutzen, fängst du an, darüber nachzudenken, was DU brauchst, und nicht, was der ANDERE lassen soll. Du ziehst die Grenze also nicht GEGEN den anderen, sondern FÜR dich selbst. Das ist ein großer Unterschied und damit lassen sich schon 90 % aller Konflikte deeskalieren.

Schreibe drei Ich-Botschaften auf, die du bei der nächsten Grenzverletzung kommunizieren könntest!

Beispiele:

- Ich brauche einen Moment, um meine Wut abklingen zu lassen.
- Mir ist Respekt und Wertschätzung wichtig, und Unpünktlichkeit trifft diesen Wert nicht.
- Ich kann dazu im Moment noch keine verbindliche Aussage machen. Mir ist Verlässlichkeit jedoch sehr wichtig, und deswegen frage bitte noch jemand anderes, ob er dir bei der Sache helfen kann.

Wo darfst du loslassen und Verluste zulassen?

Wenn Menschen unsere Grenze absolut nicht respektieren und einhalten können, dann brauchen sie eine körperliche Grenze. Sie müssen deine Grenze fühlen, nicht nur hören. Am besten funktioniert das mit körperlicher bzw. räumlicher Trennung. Überlege dir, welche Grenzen du ziehen könntest. Du musst nicht sofort die Beziehung beenden oder die Arbeit kündigen, manchmal reicht es schon, sich körperlich zurückzuziehen, nicht mehr nett und freundlich zu sein, keinen Blickkontakt mehr zu halten oder einfach aufzustehen und sich größer zu machen. Du kannst den Raum verlassen, wenn massiv verbal auf dich eingeschlagen wird und du deine innere Stabilität verlierst.

Wenn du deine Grenze wählst, dann achte immer darauf: Du ziehst die Grenzen nicht GEGEN den anderen, sondern FÜR dich. Halte die Grenze so lange oben, wie du es brauchst. So lange, bis du wieder innerlich geklärt bist, und dann kannst du erneut versuchen, in ein Gespräch zu gehen.

Sei kreativ im Grenzen setzen. Ich gebe dir hier ein paar Beispiele:

- Du sagst nichts mehr. Das kann in einer hitzigen Debatte manchmal ganz viel Feuer rausnehmen, wenn dein Gegenüber generell empathisch und dir gegenüber wohlgesonnen ist.

- Du meldest dich wie in der Schule, frei nach dem Motto: „Wenn dein Redeschwall beendet ist, würde ich gern weitersprechen."

- Du hältst die flache Hand vor den anderen nach dem Motto: „Du bist zu nahe" oder „Ich war noch nicht fertig", wenn der andere deine Grenze überschreitet – körperlich oder durch seinen Redefluss.

- Du stehst zackig auf und sprichst im Stehen weiter, wenn der andere dich immer wieder unterbricht oder dich nicht wahrnimmt.

- Du ziehst dich in ein anderes Zimmer zurück, wenn du versucht bist, den anderen anzuschreien oder zu attackieren.

- Du schläfst im privaten Kontext auf dem Sofa, wenn du dem anderen gerade nicht emotional nahe sein kannst.

- Du übernimmst keine Haushaltsaufgaben mehr für den anderen, wenn der andere dich im Stich lässt.

- Du meldest dich nicht mehr, wenn du keine Antwort bekommst oder immer wieder abgelehnt wirst.
- Du gehst nicht mehr hin, wenn du Zeit brauchst, dich zu sammeln und zu dir zu finden.

Dein Körper, deine Zeit, dein Geld und deine Geschenke (sei es dein Wissen oder deine Unterstützung) gehören dir. Du entscheidest, wem du diese Punkte in welchem Maße schenkst. Bedenke aber, dass auch deine Emotionen zu dir gehören und nicht die Aufgabe deines Gegenübers sind.

Oftmals beobachte ich es gerade in Paarbeziehungen, dass wir den anderen emotional beschimpfen und gleichzeitig weiter mit ihm schlafen. Gesünder wäre es, die Verantwortung seiner eigenen Emotionen wieder selbst zu übernehmen und sich körperlich nicht zu öffnen, solange eine Verletzung passiert.

Oder auch im beruflichen Kontext: Wir unterstützen Mitarbeiter (geben ihnen unsere Geschenke, übernehmen Zusatzaufgaben) und wettern gleichzeitig massiv gegen sie. Sich in diesen Momenten zu sortieren und zu erkennen, was die eigene Aufgabe ist (dein Selbstwert, deine Emotionen, deine Selbstliebe, deine Selbstsicherheit und dein Selbstvertrauen) und was nicht dem anderen bedingungslos gegeben werden muss (dein Körper, deine Zeit, dein Geld, deine Dienste, deine Aufmerksamkeit), wird dich extrem nach vorne bringen.

Eine körperliche Grenze ist viel effektiver als eine emotional verpackte verbale Grenze. Es ist tausend Mal stärker, einfach nichts mehr zu sagen oder zu gehen, als zu schreien, zu wüten oder zu beleidigen. Oft haben wir die Angst, dass wir den anderen dann verlieren, wenn wir gehen. Entscheide nach Maß, welche körperliche Grenze angemessen ist. Sicherlich ist es übertrieben, empört die Sachen zu packen und auszuziehen, wenn der Partner einmal eine Stunde später am Abend kommt. Aber Menschen, die sich vornehmen, bessere Grenzen ziehen zu können, haben oftmals eher die Herausforderung, dass ihre Grenzen nicht eingehalten werden und es vorher schon massive Grenzüberschreitungen gab. Deswegen überlege dir jetzt, was du tun wirst, wenn deine Grenze mal wieder übertreten wird. Achte dabei immer darauf, den anderen nicht für deine Gefühle verantwortlich zu machen, kommuniziere bedürfnisorientiert in Ich-Botschaften und immer in tiefem Respekt für die Entscheidungen des anderen. Aber sei darin dann ganz klar und konsequent. Sei gewiss: Wenn dem anderen etwas an dir liegt, dann wird er auf dich zukommen. Wenn er nicht kommt, dann hast du nichts verloren. Das Leben hat immer Recht!

Mit den Konsequenzen umgehen.

Frage dich auch: „Wenn ich mich selbst absolut ernst nehme: wo kann ich einfach noch nicht konsequent sein und warum nicht?“ Schreibe dir die aufploppenden Glaubenssätze auf. Welche Konsequenzen befürchtest du? Welche Ängste kommen hoch? Das kann ein Prozess sein. Aber beobachte dich immer wieder aufmerksam beim Grenzen-Ziehen, welche Gefühle hochkommen und welche Ängste darunter liegen könnten. Mit der Zeit wirst du darin immer besser werden.

Fühle diese Ängste und exerziere diese Konsequenzen durch. Sei bereit, durch den Schmerz zu gehen und loszulassen. Suche nach mindestens fünf positiven Beispielen, wo dein negativer Glaubenssatz nicht bestätigt wurde. Beispielsweise: „Wenn ich meine Grenze ziehe, verletze ich den anderen massiv und schmerzhaft.“ Tatsächlich machte ich immer wieder (nicht so oft, zugegeben) die Erfahrung, dass große Grenzen auch mit Dankbarkeit aufgenommen werden konnten. Ich kündigte einen Job, und natürlich war man traurig, aber man bedankte sich sehr ehrlich für meine Arbeit. Oder ich sagte jemandem, bei dem mir irgendwann die Hutschnur platze, dass er mich endlich in Ruhe lassen soll. Er kam dann zu mir und meinte ganz ehrlich: „Ich kann so viel von dir lernen, Anna.“. Es gibt positive Ausgänge. Man muss sie wirklich suchen, da man all die Jahre immer nur auf seine Angst gepolt war. Aber es gibt sie. Suche sie!

Fragen:

In welchen konkreten Situationen und mit welchen Menschen lässt du Grenzüberschreitungen zu?

Welches Bedürfnis kommt in der jeweiligen Situation zu kurz?

Welche drei Ich-Botschaften könntest du bei der nächsten Grenzverletzung kommunizieren?

Welche körperlichen Grenzen willst du für dich das nächste Mal ausprobieren? Notiere sie dir!

Wo und warum kannst du noch nicht konsequent sein?

Welche positiven Beispiele fallen dir ein, wo deine Angst vorm Grenzen-Ziehen nicht bestätigt wurde?

WIE FÜHLT SICH DEINE IDENTITÄT AN?

„Der Kern des Glücks: der sein zu wollen, der du bist."
Erasmus von Rotterdam

Um eine starke innere Identität zu festigen (übrigens auch super, um dein Branding für eine Selbstständigkeit zu finden), ist es wichtig, dass du es glasklar vor Augen hast, wie du dich anfühlst. Wie riechst, schmeckst, fühlst du in deiner besten Version? Je präziser du es für dich greifen kannst, desto leichter fällt dir später das Visualisieren. Je mehr du deine Welt immer klarer nach deiner Identität ausrichtest, desto seltener fällst du aus dem gewünschten Seins-Zustand.

Farben.

Welche Farben repräsentieren dich am meisten? Zu welchen Farben fühlst du dich hingezogen? Schaue dafür gern in der Natur oder auf Texturen. Ich liebe zum Beispiel Wassertropfen auf Blütenblättern oder Tautropfen. Ich liebe glitzerndes Licht. Suche dir Bildbeispiele dafür im Internet und drucke sie dir aus oder erstelle dir einen Ordner auf deinem Rechner mit deinen Farben.

Gegenstände.

Genauso hältst du es mit Gegenständen und Bildern. Halte mal ganz bewusst Ausschau nach Gegenständen, die dich repräsentieren, wo du sagen kannst: „Das bin ich, das repräsentiert meine Energie, damit gehe ich in Resonanz." Bei mir ist es zum Beispiel eine goldene Vase, in welcher eine Kerze schimmert, ein dunkelgrünes Samtsofa, weiße Perlen, rote Rosen, weiße Seidentücher oder auch Blut. Es steht für mich für Lebenskraft, Weiblichkeit, Wärme, Energie und Emotion. Also traue dich, auch ungewöhnliche Dinge zu benennen. Es geht darum, was du damit verbindest.

Wenn du das klar für dich hast, dann versuche dir deine Umwelt auch immer mehr danach zu gestalten. Gestalte deinen Arbeitsplatz mit diesen Bildern, stelle dir die Sorte Blumen auf den Tisch, die dich anspricht. Hänge die Bilder auf, die dich inspirieren und in deine Energie bringen. Kaufe dir einen Terminplaner, der genau die Farben und das Layout trägt, was deiner Frequenz entspricht. Kleide dich in den Farben!

Gefühl.

Welche kinästhetischen Eindrücke repräsentieren dich – Samt, Holz, Stein, Beton, Perlen, Wasser, Wind, Sand, Blätter, Seide, Leinen, Wolle, weich, hart, straff, flauschig, luftig? Welche Hautempfindungen lassen dich bei dir ankommen? Ich stellte zum Beispiel fest, dass es bei mir immer warm sein muss. Ich liebe warmen Tee, heißes Wasser, warme kuschelige Decken und mein samtiges Sofa. Ich habe festgestellt, dass zu enge Kleidung mir nicht gut tat. Ich stellte fest, dass ich in minimalistischen und kalten Einrichtungen mein Zentrum verlor, weil mir unfassbar die Wärme und Geborgenheit fehlte.

Geruch.

Wie riecht deine Welt? Spielt Geruch eine Rolle in deiner Welt? Welche Gerüche lassen dich mit dir verbinden, was riecht dir sehr angenehm? Bei welchem Geruch entspannst du dich? Und dann bring diesen Geruch in dein Leben. Du wirst erstaunt sein, wie dich Gerüche in deinem Sein beeinflussen.

Auto.

Auch interessant ist die Autofrage. Wir verbringen so viel Zeit in unseren Autos. Früher war mir ein Auto nicht wichtig, und ich fand Menschen oberflächlich, die auf gewisse Automarken achteten. Heute sehe ich es etwas differenzierter. Ein Auto ist ein Teil von mir, es ist ein Ort von mir. Es darf genauso meine Energie und Frequenz verkörpern wie meine Wohnung und meine Kleidung. Ich achte also nicht so sehr darauf, welche Automarke ich fahre, sondern welches Gefühl mir das Auto gibt: Sicherheit, Luxus, Bequemlichkeit, auch Gemütlichkeit, das Gefühl von Wohlstand und Fülle, Umweltbewusstsein. Was auch immer es für dich ist, was sich nach dir anfühlt oder anhört.

Natur.

Welche Landschaft entspricht dir? Wo empfindest du tiefe Verbundenheit? Eine Blumenwiese, die Berge, das Meer, der Dschungel, die Wüste, eine Großstadt, eine Kleinstadt, eher eine traditionelle ursprüngliche Stadt oder eine urbane? Welche Art von Pflanzen und Blumen spricht dich an, und dann hole dir das in dein Leben, so gut es eben geht.

Bedenke immer, dass das Außen sehr laut ist und dich in jedem Moment ablenkt von dem, wo du dich hinbewegen willst. Erschaffe dich und deine Welt so kraftvoll in seinem Wirken und Sein, dass es dir ganz leichtfällt, bei dir aufzutanken und bei dir anzukommen. Immer wenn ich Freunde besuche und danach in meine Wohnung komme, ist es wie ein Aufatmen. Immer wenn ich mich an meinen Schreitisch setze, dann ist es ein Eintauchen in meine Welt. Bei vielen kleinen Details in meinem Alltag und Leben erinnere ich mich quasi in jedem Moment an mich selbst.

Viele Dinge kannst du sofort umsetzen. Manche Dinge oder Gegenstände dauern vielleicht etwas länger (Auto zum Beispiel). Aber sei immer konsequenter bei Neuanschaffungen oder auch in den kleinen Details in deinem Leben. Miste dein Leben aus. Befreie dich von allem, was dich runterzieht, beschwert oder einfach nicht oder nicht mehr „dein Ding“ ist. Je mehr du die Dinge um dich versammelst, die nach dir „schwingen“, desto klarer wird dein inneres Bild und desto mehr fällt dir auf, was energetisch gehen und was neu einziehen darf in deinem Leben.

5. Visualisierung

„Phantasie ist alles. Sie ist die Vorschau auf die kommenden Attraktionen des Lebens."
Albert Einstein

Du bist der Architekt deines Lebens.

Ein Architekt hat die bildhafte Vision von einem Bauprojekt im Kopf und bringt es zu Papier, obwohl es noch nicht im Außen zu sehen ist. Genau das darfst du mit deinem Leben tun, wenn du vorankommen willst. Oftmals warten wir auf eine Veränderung im Außen, obwohl wir seit Jahren nichts verändern. Wir warten auf bessere Zeiten, darauf, dass der Partner sich auf wundersame Weise verändert, dass XY noch zur Besinnung kommt oder wir überraschenderweise doch noch Erfolg haben werden, mit dem was wir tun. Das Außen ist der materielle Spiegel deiner Innenwelt, deswegen kann die Veränderung ausschließlich in dir stattfinden. Das Leben fragt dich immer wieder: Wie willst du es haben? Aber anstatt deine Vision in dir zu kreieren, klebst du an den äußeren Gegebenheiten fest. Du jammerst, du beschwerst dich, du suchst Schuldige, du lenkst deinen Fokus sozusagen auf das, was alles Mist ist, anstatt deinen Fokus und damit deine Schöpferenergie auf das zu lenken, was du eigentlich haben möchtest. Du bestätigst quasi permanent das, was du nicht haben willst, durch deinen negativen Fokus darauf. Also anstatt dich zu fragen, wie sich ein richtig toller Job für dich anfühlt, hängst du an deinem alten Job fest und analysierst, was da alles doof ist. Es ist, als würde ein Architekt permanent zum Nachbarn auf den Tisch schauen und sich über dessen Zeichnung aufregen. Oder er hängt über einem alten, längst verworfenen Entwurf und regt sich über die miserable Arbeit auf. Sein (neues) Haus wird dadurch aber niemals gezeichnet, geschweige denn fertiggestellt. Deswegen lenke deinen Fokus immer wieder dahin, wo du hin möchtest, und schau nicht mehr in den Rückspiegel.

Du machst dir nun konkrete Gedanken dazu, für was das Gebäude genutzt werden soll, welche Art „Haus" du bauen willst, welche Menschen darin was und wie tun, wie das Gebäude optimal ausgerichtet sein muss. Was braucht es, damit sie das tun können, was sie tun wollen? Du als Architekt versetzt dich quasi intellektuell und emotional in die Lage der Menschen, die dann dort wirken oder wohnen sollen. Du siehst sie, du fühlst sie, du versuchst, so zu denken wie sie. Und danach kreierst du dein Haus, deine Vision. Exakt das ist Manifestieren.

SEHEN FÜHLEN DENKEN

„Du bist verantwortlich für dein gesamtes Fühlen,
Denken und Handeln."
Dieter Lange

Viele Coaches empfehlen an dieser Stelle, dass du dir ein Vision Board erstellen sollst, Affirmationen formulierst, wo du den gewünschten Seins-Zustand im Präsens aufschreibst. Zum Beispiel:

Ich bin vermögend.

Ich lebe in einer erfüllenden Partnerschaft.

Jeder möchte mit mir zusammenarbeiten.

Vielleicht funktioniert das für dich. Ich möchte das gar nicht ausschließen. Man darf sich einen Fakt beim Visualisieren vor Augen halten. Eine Vision zu haben, trennt dich vom Sein. Aber nur im Sein, im jetzigen Moment, manifestierst du, sendest du Energie. Wenn du dir also deine beste Version „nur vorstellst", dann bist du nicht im Jetzt, dann bist du in der Zukunft. Das ist der springende Punkt. Das ist der Grund, warum dich das reine „Träumen und Wünschen" nicht an dein Ziel bringt. Im Gegenteil – es trennt dich vom jetzigen Moment. Du manifestierst dir quasi das ewige Träumen, das ewige Unerreichbarsein. Vor allem, wenn du dir einmal am Tag dein Vision Board anschaust. Ein Vision Board ist nichts weiter als ein schönes Bild. Es trägt keine Frequenz, es trägt keine Energie. Was dir wirklich helfen wird, ist ein tiefes Eintauchen in die gewünschte Version und Identität. Sie zu sehen und zu studieren, so konkret wie möglich. Ich gebe dir eine paar Beispiele:

- Wie kleidet sie sich deine Version beruflich und privat?
- Wie läuft sie, wie bewegt sie sich, womit bewegt sie sich (Auto, Highheels, Turnschuhe, Fahrrad usw.)?
- Wie trägt sie die Haare?
- Welche Farben trägt sie?
- Wie riecht sie?
- Wie gepflegt ist sie?
- Wie gestaltet sie ihren Alltag?
- Wie wäscht sie ab, wie geht sie mit dem Hund raus, wie putzt sie, wie geht sie mit anderen Menschen um?
- Wo wohnt sie?

- Wie wohnt sie?
- Wen lässt diese Version in ihren inneren Kreis?

Du musst es vor Augen sehen!

Du siehst, einiges doppelt sich mit dem vorherigen Kapitel. Es geht um die Mikromomente, nicht nur um die große Version, sondern um die kleinen, aber feinen Details. Es geht vor allem um die Momente, die du in deinem Alltag selbst auch tust. Es geht um das konkrete Verhalten, nicht mehr nur um die Dinge. Denn du gehst sozusagen in diesen Mikromomenten in die neue Identität. Mir fällt oft auf, dass vielen Menschen der Prozess des Manifestierens bekannt ist, aber das konkrete Runterbrechen in den Alltag, das konkrete Verhalten, Fühlen, Sprechen, Agieren der neuen Version wird dabei nicht beachtet. Sei so spezifisch wie nur irgend möglich. Überlege dir ganz genau, wie deine Identität ihren Alltag lebt. Vielleicht wird dir auffallen, dass sie gewisse Dinge gar nicht mehr tut, die du aber noch tust, oder sie tut Dinge viel bewusster, die für dich jetzt so nebenbei laufen. Studiere auch die Art, wie sie spricht, wie sie Grenzen zieht, mit wem sie Zeit verbringen würde, wo sie ihre Zeit lässt. Je konkreter du die Mikromomente fassen kannst, desto schneller reagiert das Universum, da du quasi permanent die gewünschte Frequenz schickst. Außerdem beschäftigst du deinen Verstand wunderbar mit den richtigen Fragen.

Du musst dich so fühlen, als ob …!

Noch wichtiger als das „Vor-Augen-Sehen" ist das Fühlen. Du musst genau studieren, wie sich deine Identität fühlt. Wenn dir das schwerfällt, dann kannst du dich auch fragen: „Wie will ich mich jetzt fühlen?" Schreibe dir das so oft wie möglich auf. Sprich dir die gewünschte „Seinsform" auf Audio und höre es dir so oft wie möglich an. Zum Beispiel: „Ich bin unendlich geliebt, geborgen und sicher. Ich lebe in Saus und Braus. Menschen schätzen zutiefst, was ich tue.“ Es ist dabei hoch effektiv, wenn du tief in dem Gefühl bist, während du die Affirmationen einsprichst, und dass es deine eigene Stimme ist. Einfach nur Affirmationen anhören, bei YouTube von anderen eingesprochen, sind lange nicht so effizient.

Frage dich immer wieder: „Was brauche ich jetzt, um mich so zu fühlen?“ Und dann folge konsequent diesen inneren „Anweisungen“.

Meine für mich hochattraktive Identität ist zum Beispiel unfassbar sinnlich, ruhig, entspannt und genießerisch, dabei ganz bei sich und dadurch unfassbar kraftvoll. Ruhig, entspannt und genießerisch war aber quasi komplett das Gegenteil von dem, was ich bis dato lebte. Und so musste ich wirklich lernen, diese Gefühle bewusst zu erschaffen, Raum dafür zu schaffen, mich von Terminen, Ballast, Erwartungen und Menschen verabschieden, die dieses Gefühl in mir boykottierten. Das war ein Prozess über viele Monate. Und ich durfte mich immer und immer und immer wieder selbst daran erinnern, wo ich hin möchte.

Meine ideale Identität sagte auch zu 99 % „Nein“ zu Angeboten, Menschen, Veranstaltungen usw. Und es erfordert ein hohes Maß an Bewusstheit, immer wieder klar auf Linie zu bleiben. Wenn wir mal „rausfallen“, ist das ok und menschlich. Aber in jedem Moment, wo ich nachgegeben habe, habe ich den Weg zum Ziel verlängert. Du darfst dir immer wieder klar werden, wo du hin willst und was dir dazu im Wege steht.

Ich frage mich jeden Morgen: „Wer willst du heute sein, Anna? Wie willst du dich heute fühlen?“ Und immer, wenn ich mich nicht gut fühle, frage ich mich das ebenfalls. Und mindestens einmal die Woche checke ich, ob ich immer noch Klarheit über meine innere Vision habe.

Du musst so denken wie sie!

Und zuletzt darfst du auch die Gedanken deiner idealen Version studieren. Wie denkt sie, worüber macht sie sich Gedanken, womit beschäftigt sie sich bzw. womit beschäftigt sie sich nicht mehr? Nehmen wir das Geldthema. Dein „Sein in Fülle" denkt nicht über Geld nach, sondern über Kreation. Geld fließt in Hülle und Fülle, warum solltest du da über Geld nachdenken? Oder das Thema Beziehung. Wenn deine ideale Version in einer wundervollen Beziehung ist, dann denkt sie nicht darüber nach, ob sie geliebt wird oder nicht, sie geht grundsätzlich davon aus, dass sie unfassbar geliebt ist.

Ich weiß, dass du in stressigen Momenten nicht eintauchen kannst, weil dein Fokus auf dem Feuerlöschen festhängt. Deswegen ist dein Alltag so wichtig. Tauche immer wieder in die gewünschte Identität ein. Visuell, indem du sie siehst und deine Welt dem optischen Bild anpasst. Emotional, indem du dich so fühlst wie sie und immer mehr dafür sorgst, dass diese Gefühle auch Platz haben. Und gedanklich, indem du so denkst wie sie. Ich nenne es „einchecken". Checke immer wieder in diesen gewünschten Seins-Zustand ein. Entwickle immer mehr ein Gefühl für „das Gefühl". Halte deinen inneren Beobachter wach. Erkenne, wenn du in eine unproduktive Energie fällst. Ertappe dich und checke neu ein. Tue dies vor allem in vermeintlich unwichtigen Situationen: beim Duschen, beim Abwaschen, beim Spazierengehen, beim Laufen von A nach B, beim Warten an der Ampel. Nutze diese Momente, um bewusst deine gewünschte Version zu „verkörpern". Also nicht nur zu visualisieren, sondern wirklich in den „Seins-Zustand" zu kommen.

Fragen:

Wie sieht deine gewünschte Identität aus, wie verhält sie sich, wie fühlt sie sich und wie denkt sie?

Was könntest du jetzt sofort tun, dass du dich genauso fühlst?

Was kannst du langfristig tun, um dich immer mehr so zu fühlen?

Was müsstest du langfristig tun, um dich quasi immer so zu fühlen?

FINDE POSITIVE BEISPIELE

„Alles, was wir sind, ist ein Ergebnis dessen, was wir gedacht haben."
Buddha

Wenn es dir schwerfällt, deinem Verstand ein gewisses Ergebnis zu verkaufen, dann suche positive Beispiele. Wenn du etwa denkst: „In einer Beziehung bin ich nicht frei.", dann suchst du nach Beziehungen, wo du zwei inspirierte, freie, glückliche und zufriedene Liebespartner wahrnimmst. Es spielt dabei keine Rolle, ob das wirklich so ist. Es geht darum, dein inneres System davon zu überzeugen, dass es möglich ist.

Beim Thema Geld suchst du Menschen, die mit Leichtigkeit und Freude Geld anziehen (ich sage bewusst nicht „verdienen"), beobachte vor allem diejenigen, denen das Geld geradezu zufliegt.

Beim Thema Sichtbarkeit studierst du Menschen, die vollkommen tiefenentspannt vor der Kamera sprechen, ein geiles Produkt nach dem anderen rausjagen, heute der sind und morgen schon wieder jemand ganz anderes.

Beim Thema Gesundheit studierst du Menschen, die gefühlt nie krank sind, die selbst im fortgeschrittenen Alter noch strotzen vor Energie und Wohlbefinden.

Beim Thema Grenzen-Ziehen suchst du nach Menschen, die ganz frei und selbstverständlich ihre Wahrheit sagen. Die dabei nicht hart oder böse sind, nicht bockig, manipulierend, sondern ganz pur und dennoch keine isolierten Aussteigertypen sind.

Finde dein Thema!

Inhaliere die positiven Beispiele.

Jetzt gehe ich noch weiter. Studiere die positiven Beispiele ebenfalls visuell, emotional und gedanklich. Wie sehen sie optisch aus, wie fühlen sie sich an bzw. was strahlen sie visuell und emotional aus? Wie kommunizieren sie? Welche Sprache benutzen sie? Sind sie klarer, mehr auf den Punkt, sanfter, bedachter, ungehemmter, emotionaler, sinnlicher, romantischer, sachlicher? Finde deins! Über welche Themen sprechen sie, wie gehen sie mit Ängsten in dem entsprechenden Themenbereich um? Worüber machen sie sich Sorgen bzw. worüber machen sie sich gar keine Sorgen? Studiere sie ganz genau und benutze sie wie eine Art Schablone für dich. Was macht die „Sorte Mensch", die mein Thema vollkommen für sich geklärt hat, ganz konkret anders. Wenn es dir möglich ist, verbringe auch viel Zeit mit ihnen oder beschäftige dich zumindest viel mit ihnen. Du hast sicher schon gehört, dass du der Querschnitt jener fünf

Menschen bist, mit denen du dich umgibst. Darunter sollte mindestens eine Person sein, die dich zutiefst inspiriert und fasziniert, sonst kommst du nicht weiter.

Fragen:

Welche Menschen repräsentieren dein Thema in einer gelösten Variante nahezu perfekt, sodass sie dir als Vorbilder dienen?

Was tut dein positives Beispiel? Wie spricht es, worüber spricht es, womit beschäftigt es sich, wie kleidet es sich, mit welchen Menschen umgibt es sich, wie gestaltet es seinen Alltag? Und was tut dieses Beispiel nicht, was du tust?

6. Loslassen

„Wenn der Geist frei ist, passieren Wunder."
C.G. Routing

Das Loslassen und Vertrauen in die Frequenz, Energie und die Lebensgesetze ist für unseren menschlichen Verstand der Overkill. Wir haben „harte Arbeit" so sehr eingetrichtert bekommen in unserer Prägung, unserer Erziehung und Gesellschaft, dass es für den Verstand unbegreiflich erscheint, bis er wirklich sieht, dass Magnetismus der entscheidende Dreh- und Angelpunkt ist. Wenn harte Arbeit uns als Ziel bringen würde, dann würden Menschen mit drei Jobs gleichzeitig auch dreimal mehr verdienen. Das ist aber meistens nicht der Fall. Ich konnte auch erst wirklich an Manifestation glauben, als ich plötzlich eine große Summe Geld bekam, die ich mir ganz genau so definiert hatte. Nicht über harte Arbeit, sondern als ein Geschenk.

Die Verführung deines Verstandes.

Überall bist du verführt, in die Illusion des Menschenspiels zu fallen: Radio, Fernsehen und Medien im Allgemeinen – Freunde, Familie und Menschen im Speziellen. Alles um dich herum erweckt den Anschein, dass du kämpfen musst, dass du hart arbeiten musst, dass das Leben schwer ist, dass es Schicksal ist, dass wir Opfer sind. Opfer von Krieg, Inflation, Missbrauch, Krankheiten usw. Deswegen ist es jetzt so, so wichtig, mit welchen Informationen du dich fütterst, mit wem du dich umgibst, wo du dich aufhältst, wo du in den Konflikt einsteigst, wo du dich „verführen" lässt.

Du hörst Sätze wie: „Das Geld fällt nicht vom Himmel", „Erst die Arbeit, dann das Vergnügen", „Den perfekten Partner gibt es nicht", „Alles Glück kommt nie", „Du musst doch auch mal zufrieden sein", ... Und schon zweifelst du wieder an deinem genialen Schöpfer in dir.

DAS „WIE" UND „WANN" IST NICHT DEIN JOB!

„Ich entscheide mich zu glauben, dass Dinge möglich sind, auch wenn ich nicht weiß, wie sie passieren werden."
Jack Canfield

Erinnere dich an mein erstes Kapitel, als ich beschloss, dass Digitalisierung der Schlüssel zu meiner finanziellen Unabhängigkeit ist. Ich bestimmte das „Wie". Und das machte mich fest, hart und schloss den Kanal für Fülle. Beschäftige deinen Verstand immer wieder mit dem „Einchecken" in die Frequenz und nicht mit dem „Wie". Am Anfang dreht er durch, am Ende wirst du darüber lachen, wie einfach plötzlich alles wird. Du kannst quasi auf dem Sofa sitzen und in den Seins-Zustand einchecken, und das ist deine ganze „Arbeit". Mehr braucht es nicht. Das ist der Grund, warum es immer wieder Menschen gibt, die einfach unfassbar entspannt sind und leicht Situationen, Menschen, Geld und Liebe anziehen, obwohl sie gefühlt nichts dafür tun. Sie sind einfach in der richtigen Frequenz. Solange du über das „Wie" und „Wann" nachdenkst, vertraust du noch nicht. Und ja, ich weiß, dass sich das furchtbar schrecklich anfühlen kann, wenn eine gewisse Rechnung einfach fällig ist. Oder weit und breit kein „perfekter" Partner in Aussicht steht.

Frage:

Wo willst du immer wieder das „Wie" und das „Wann" kontrollieren? Wo fängst du an zu organisieren?

KOMME INS SEIN

„Menschen sind wie Buntglasfenster. Sie funkeln und leuchten, wenn die Sonne scheint, aber wenn die Dunkelheit einsetzt, offenbart sich ihre wahre Schönheit nur, wenn ein Licht von innen kommt."
Elisabeth Kübler-Ross

Also, anstatt auf dem „Wie" und „Wann" herumzudenken, komme in die Wahrnehmung. Auch das ewige Reflektieren, Beobachten und Analysieren, auf welchem Muster du läufst, zieht dich aus dem Sein heraus. Immer wenn du im Kopf planst und analysierst, strahlst du keine Frequenz aus. Dann bist du quasi nicht magnetisch. Natürlich darfst du deinen Tag organisieren und dein Leben in eine Struktur bringen, aber denke immer daran, dass das nicht die Manifestation voranbringt. Es setzt nur den Startpunkt.

Nur dein offenes Herz ist magnetisch. Und wie öffnest du es? Indem du dich fühlst. Indem du deine Welt mit staunenden Augen wahrnimmst. Stell dir vor, du siehst heute alles zum ersten Mal. Heute ist der erste Tag deines Lebens. Du bist eine Romanfigur und heute startet die erste Seite. Wie würdest du diese Welt um dich herum staunend wahrnehmen?

Charismatische Menschen sind Menschen, die dich nicht wertend betrachten, sondern die ganz offen für dich sind, welche sich fasziniert auf deine Welt einlassen. Bei ihnen kannst du dich ganz entfalten und wohlfühlen. Dort fühlst du dich gesehen ohne Bewertung. Genau das machst du nicht nur mit Menschen, sondern so oft wie möglich in allen Situationen. Gehe einkaufen und nimm deine Welt staunend und erforschend wahr. Besuche Freunde und blicke auf sie, als würdest du sie das allererste Mal treffen. Gehe durch die Natur und öffne deinen Blick für all die Wunder um dich herum. Komm ins Sein!

Menschen, die wie Zombies durch die Stadt laufen, hängen in ihrem Kopf fest. Sie sind im Bewertungsmodus und nicht im Wahrnehmungsmodus. Solange du bewertest, kannst du nicht empfangen. So lange bist du nicht magnetisch. Sei offen und fasziniert. Wertschätze viel und sei neugierig und offen für das, was sich dir zeigt. Sei wach und lebendig. Analysiere nicht alles im Kopf, sondern nimm und sauge auf.

Es gibt einen Unterschied zwischen Wahrnehmen und Bewerten. Natürlich nimmst du dich wahr und erkennst: „Oh, ich bin in einer unproduktiven Energie“ oder: „Oh, das fühlt sich nicht gut an, das möchte ich für mich nicht.“ Diese Art von Bewertung meine ich nicht. Sondern das Werten von Allem und Allen um dich herum. Genau dieses Bewerten solltest du versuchen immer mehr loszulassen, und die Wahrnehmung deiner selbst sollte immer mehr steigen. Immer wenn du merkst, dass du an Gedanken festklebst, dass du innerlich darauf einhackst, dann bist du in einer unproduktiven Bewertung.

Faszination öffnet dein System.

Gehe mit staunendem Blick durch die Welt. Mache alles, als würdest du es zum ersten Mal machen. Sieh überall das Geschenk, programmiere dich auf Fülle. Sei unfassbar fasziniert von deiner Welt – von dem, was du wahrnimmst, dem, was du fühlst, dem, was du denkst. Fühle dich wie ein Außerirdischer, der plötzlich auf der Erde landet.

Suche das Geschenk.

Beschäftige deinen Verstand mit der Suche nach Geschenken. Frage dich immer, wenn etwas irgendwie nicht ganz so befriedigend war: „Was ist da Gutes dran oder drin?“ Sage dir: „Das ist alles nur für mich.“ Alles geschieht dir zum Geschenk. Alles. Und wenn du wirklich versuchst, es finden zu wollen, dann wird es sich dir offenbaren.

Fragen:

Was ist alles Gutes in deiner Welt?

Was könnte jemanden Fremden an deiner Welt faszinieren?

IHR PAKET IST AUF DEM WEG ZU IHNEN

„Wenn du denkst, dass du es kannst, dann kannst du es.“
Stephen Richards

Nachdem du also nun Klarheit gefunden hast über dein Ziel, dir die entsprechende Identität immer wieder vor Augen hältst und dich innerlich nicht daran sattsehen kannst aus Vorfreude, übst du dich also nun im Loslassen. Du lässt nicht die Vision los, sondern das „Wie“ und das „Wann“. Wenn du ein Paket bei

Amazon bestellst, weißt du auch nicht genau, wann es kommen und welcher Postbote es liefern wird. Es ist egal, ob er Klaus heißt oder Marianne. Es kommt auch auf ein, zwei Tage hin oder her nicht an. Aber du räumst schon mal die Möbel um, in dem Wissen, dass der bestellte Schrank demnächst kommen wird. Du stellst ihn dir gedanklich vor, du richtest ihn schon ein, du überlegst dir, welche Sachen von dir in diesen Schrank geräumt werden. Du arrangierst dein Leben, deinen Jetzt-Zustand, deinen Moment für das definitive Erscheinen einer Tatsache ein. Die neue Identität ist quasi da. Du lebst in jedem Mikromoment die neue Qualität und genießt dein Leben im Jetzt, auch wenn der Schrank noch nicht geliefert wurde.

7. Der Freude folgen

„Kümmere dich um deine Energie, und das Universum wird sich um dich kümmern."
Hiral Nagda

Ursprünglich wollte ich dieses Kapitel „In Aktion kommen" nennen. Aber das trifft es nicht ganz. „In Aktion kommen" bedeutet nämlich für die meisten Menschen, mit dem Verstand eine To-do-Liste zu erstellen und diese dann brav abzuarbeiten, ohne mit seiner „Energie" verbunden zu sein. Was meine ich hier mit „Energie"? Deine Energie ist quasi dein Magnetismus für das Neue, das in dein Leben treten soll, und das kann nur angezogen werden, wenn du hoch „schwingst", wenn du genießt, wenn du entspannst, wenn du glücklich bist, wenn du in tiefem Vertrauen bist. Und wie kommst du dahin? Indem du der Freude folgst!

Das ist ein Punkt, der ganz vielen Menschen sehr schwerfällt. Man möchte glauben, dass es wirklich schwierigere Herausforderungen gibt, als der Freude zu folgen, aber wenn du ein erfolgsorientierter und ordnungsbewusster Mensch bist wie ich, dann hast du gelernt, dich zu „disziplinieren". Nicht so viel ablenken, nicht so viele Schleifen drehen, abliefern, Fokus, getrieben abarbeiten, „Was du heute kannst besorgen, das verschiebe nicht auf morgen", „Erst die Arbeit, dann das Vergnügen" usw. Das waren zumindest für mich tiefe Glaubenssätze und Verhaltensmuster. Wenn wir aber etwas Neues, Großartiges und Schöpferisches kreieren wollen, dann dürfen wir auch unsere Routinen verändern. Dann dürfen wir uns wieder öffnen für die Möglichkeiten, Angebote und die herrliche Fülle, die uns das Leben bietet.

Unsere energetische Signatur ist dabei entscheidend. Angst, Wut, Frust oder einfach sich müde, ausgelaugt und schlapp fühlen, sind sehr schwache Energiezustände. Du sendest somit nicht stark aus. Die Materie braucht länger oder kommt gar nicht in Bewegung, sich zu verändern. Du darfst immer wieder in eine zurückgelehnte Energie kommen. Im Sinne von: „Ich tue genug – ich vertraue jetzt, dass das Leben mir das Richtige bringen wird." Außerdem schaffst du erst jetzt Platz, wirklich neue Wege für dich zu erkennen. Neuen Impulsen zu folgen. Das Leben wird dir Eingebungen geben, es wird dir Impulse senden, es wird dir Lust schicken, Dinge auszuprobieren. Auch wenn sie für deinen logischen Verstand keinen Sinn ergeben. Du musst jetzt nicht mehr „aktiv suchen", das Universum bringt Einladungen zu dir. Du entspannst dich und folgst den Impulsen. Du tust wirklich das, worauf du Lust hast. Lass dich überraschen, wo dich das Leben hinführt!

Mir hat auch der Satz geholfen: „Tue ich das, um beschäftigt zu sein oder weil ich wirklich tief in mir spüre, dass genau das jetzt das Richtige ist?" Ein guter Gradmesser ist auch, dass du dich im Prinzip gar nicht dagegen wehren kannst „es" zu tun. Als ich mein erstes Buch schrieb, konnte ich nicht anders. Jede freie Sekunde zog es mich an den Laptop. Ich wollte „arbeiten". Also, immer wenn es sich schwer anfühlt, wenn du dich zu etwas zwingen musst, wenn keine Freude in dir dabei aufkommt, dann vertraue dir. Vertraue dem Leben, vertraue, dass das nicht der richtige Weg ist oder der richtige Zeitpunkt.

Was es nicht ist.

Es bedeutet nicht, dass du ins „Warten" kommst. Sobald du wartest, bist du wiederum nicht magnetisch. Es bedeutet nicht, dass du dich in wehmütiger Hoffnung verlierst. Es bedeutet auch nicht, dass du lethargisch wirst, dass du vorm Fernseher versackst, faul auf dem Sofa liegst oder dich generell hängen lässt. Es bedeutet, du folgst der Freude. Du folgst der Lust. Du tust das, wonach dein Herz und nicht dein Verstand begehrt. Das ist ein großer Unterschied.

Warum es so wichtig ist.

Ich sagte es bereits, es geht darum, in eine hohe magnetische Frequenz zu kommen, denn die Sprache des Lebens ist Frequenz. Diese speist sich aus unseren Gedanken, unserem Verhalten, unserem Reden und unseren Emotionen. Wobei die Emotionen am stärksten wirken. Sobald du also in eine angestrengte Energie kommst, in eine traurige, wütende, lethargische, melancholische usw., einfach in eine nicht positive, kann das Leben dir nicht deine Wünsche erfüllen. Es gibt dir mehr von dem, worin du genau diese negativen Emotionen empfindest: mehr Arbeit, mehr Stress, mehr Misserfolg, mehr Drama, mehr Herzschmerz, mehr Sinnlosigkeit usw. Deswegen ist der Punkt „Der Freude folgen“ so essenziell wichtig. Es gibt Menschen, die sich die Freude regelrecht versagen. Die einfach nicht vertrauen können, dass das Gewünschte eintritt, wenn sie nicht aktiv (mit dem Verstand geplant) drauf zuarbeiten. Glaube mir, du gehst aktiv darauf zu, indem du aktiv Spaß hast! Erhöhe deine Energie und lass das Universum seine Arbeit machen. Alles, was du zu tun hast in deinem ganzen Leben, ist, die entsprechende Energie bereitzustellen. Es werden sich Möglichkeiten für dich offenbaren, an die du im Traum nicht gedacht hast. Du wirst Menschen begegnen, die genau das bereithalten, wonach du bestellt hast. Du wirst Ideen und Inspirationen bekommen, die du mit deinem begrenzten Verstand nie hättest erdenken können. Vertraue, dass deine Energie deine „Arbeit“ ist. Höre auf zu planen und nach der Lösung zu grübeln. Geh dem Universum aus dem Weg!

WENN DEINE FREUDE VON GLAUBENSSÄTZEN BLOCKIERT WIRD

„Folge deiner Freude. Auch wenn andere dich kritisieren. Deine Freude weist dir deinen Weg. Deine Freude ist der Kompass deiner Seele, die deinen Weg kennt."
Irina Rauthmann

Erst vor kurzem stieß ich mit einem Kunden auf ein interessantes Muster. Er meinte: „‚Der Freude folgen' klappt beim Kunden nicht. Ich finde nicht ins Gespräch und wenn ich dann endlich mal sprechen kann, bin ich schon so erschöpft, dass ich schon vorher weiß, dass es ermüdend ist, was ich sage." Ich fragte ihn, was es für ihn gebraucht hätte, dass ihm das Gespräch mit dem Kunden Spaß gemacht hätte. Er meinte: „Es würde mir reichen, wenn ich mal 15 Minuten über mich sprechen dürfte, dazu müsste er mich nur mal fragen!" Das war spannend. Unser Gegenüber muss gar nichts. Erst recht nicht, wenn er uns nicht spannend findet. Ich fragte meinen Kunden weiter, warum er nicht „einfach" über sich sprechen würde. Er hat doch ein tolles Angebot, ist eine inspirierende Person und mit den besten Absichten da. Die Antwort meines Kunden: „Da fühle ich mich arrogant und selbstverliebt, mein Gegenüber muss mich schon zuerst fragen!" Interessant oder? Mein Kunde hatte den Glaubenssatz: „Wenn ich ungefragt über meine Freude spreche, dann bin ich arrogant", also konnte er keinen Spaß am Gespräch haben bzw. machte den Spaß von der interessierten Frage seines Gegenübers abhängig. Vielleicht wartet das Gegenüber aber genauso darauf, dass mein Kunde endlich auch mal was von sich preisgibt, traut sich aber ebenso nicht nachzufragen.

Überlass deinem Gegenüber die Entscheidung, ob er dich arrogant, selbstgefällig oder eigensinnig findet. Das geht dich letztendlich nichts an. Deine Aufgabe ist es, dich gut um dich zu kümmern. Und sich zwei Stunden einen Monolog anzuhören, ist alles andere als selbstverantwortlich.

Dich in deiner Freude zu zeigen, diese auch vor anderen auszusprechen, egal ob der andere das gut findet oder nicht, ist ein wichtiger Schritt in deiner Manifestation. Natürlich sollst auch du keine Monologe führen, den anderen in ein Gespräch zwingen oder Menschen übertrieben nachsteigen. Aber im Falle meines Kunden hatte sein Gegenüber gar nicht die Chance, Ja oder Nein zu irgendetwas zu sagen, weil mein Kunde nie die Initiative ergriff.

Sein Glaubenssatz „Ich muss auf das ausgesprochene Interesse meines Gegenübers warten“ stand ihm im Weg, seiner Freude zu folgen. Hast du eventuell auch so ein Thema mit Sichtbarkeit?

Ich hatte ebenfalls eine Zeit lang ein Muster in diesem Bereich mit Social Media. Ich machte mir die wildesten Gedanken dazu, wie oft und wie detailliert ich über mein Leben und meine Arbeit sprechen sollte. Bis mir klar wurde, dass Menschen mir einfach „entfolgen“ können, wenn es ihnen zu anstrengend ist. Sie können meine Story überspringen, ich zwinge sie zu nichts. Und ich stellte auch fest, dass jene Storys und Beiträge am erfolgreichsten waren, an welchen ich selbst absolut Spaß hatte, wo ich mich nicht bremsen konnte, es in die Welt zu bringen. Ich folgte eben der Freude.

Frage:

Welcher Glaubenssatz hindert dich daran, Spaß zu haben in jeder Situation?

WORAUF HÄTTE ICH JETZT SO RICHTIG LUST?

„Wenn du deine Frequenz verändern kannst, kannst du deine Realität verändern."
Christie Marie Sheldon

Frage dich also: Was würde mich jetzt wirklich glücklich machen? Was würde mich so richtig erfüllen? Was würde mir unfassbar viel Freude machen. Wo hätte ich mal oder jetzt genau so richtig Lust drauf?

Frage dich immer wieder – wirklich immer wieder: Was will ich jetzt sofort? Was würde ich jetzt sofort eigentlich richtig gern machen? Es können Kleinigkeiten sein. Bei mir war es zum Beispiel ausmisten. Ich wollte das so gern, und doch hielt ich es für so unwichtig in meinem Leben, dass ich es nicht tat. Irgendwann zwang ich mich dann dazu und spürte eine unfassbare Befreiung. Oder manchmal ist es eben der geile neue Apple-Computer oder mal einen Ferrari Probe fahren, schick essen gehen, auf das Event fahren, das extravagante Glitzerkleid, das Wochenende ohne Kinder oder einen gewissen Menschen besuchen, der vielleicht weit weg wohnt.

Und manchmal ist es der simple Fakt, dass du gern Redezeit in Anspruch nehmen willst. Tue es!

Frage:

Worauf hättest du JETZT so richtig Lust?

MAGISCHE LISTE ERSTELLEN

„Du bist Freude, auf der Suche nach einem Weg zum Ausdruck. Es ist nicht nur dein Zweck, Freude zu empfinden, es ist so, dass du Freude bist. Du bist Liebe und Freude und Freiheit und Klarheit, die sich ausdrücken. Energie, die spielerisch und begeistert ist. Das ist, wer du bist."
Esther und Jerry Hicks

Was auch hilft, ist, wenn du dir mal eine Liste erstellst, was dir alles Spaß macht. Was dich erfüllt. Was dich nährt, was dich glücklich macht. Es sollten Dinge sein, die du möglichst sofort und ohne andere Menschen tun kannst. Und wenn du dich einmal uninspiriert und ausgelutscht fühlst, dann machst du etwas von dieser Liste.

Ich gebe dir ein paar Beispiele: baden, basteln, stricken, nähen, malen, spazieren gehen, klettern, eislaufen, Yoga, Meditation, Sport jedweder Art, künstlerisch aktiv sein jedweder Art, aufräumen, entrümpeln, Tagebuch schreiben, in die Natur gehen, Auto fahren, Kino, Theater, lesen, Musik hören, tanzen, Golf spielen, etwas bauen, töpfern, handwerkeln, joggen, filzen, kochen, backen, Fahrrad fahren, Motorrad fahren.

Es können aber auch solche Themen sein wie: Ich liebe den tiefen Austausch mit Menschen, ich liebe es, über mein Thema zu sprechen, ich liebe es, Texte zu schreiben, ich liebe es, Lieder zu komponieren. Lass es raus! Überlass der Welt die Entscheidung, ob sie es hören, wissen oder lesen will oder nicht. Lass dich nicht entmutigen, wenn dein aktuelles Gegenüber vielleicht nicht „angezündet" ist von deiner Freude. Werde sichtbar und vertraue darauf, dass deine Freude dazu da ist, fruchtbar zu werden. Es gibt Menschen, die dich genau dafür feiern werden. Alle anderen sind eben „einfach" nicht mit dir, und das ist ok.

Sei da auch gern kreativ, entdecke Neues! Heutzutage gibt es unendlich viele Dinge, Medien und Freizeitaktivitäten, die du ausprobieren kannst. Frage auch mal Freunde, was sie gerne machen.

Frage:

Was bereitet dir Freude?

LADE DIE FÜLLE EIN

„Dankbarkeit erzeugt Hoffnung, und Hoffnung aktiviert
das Gesetz der Anziehung."
Sukant Ratnakar

Wunderbar ist auch ein Date mit sich selbst. Mache deine Wohnung so zurecht, als würde der größte Filmstar aller Zeiten zu dir kommen, als würde deine Wohnung gleich live und in

Sendung erscheinen. Richte dich auch so her, als käme der wichtigste Mensch der Welt zu Gast. Koche so unfassbar lecker, wie du nur kannst, oder bestelle dir Essen. Und dann genießt du das alles nur für dich. Mache dich zum Star deines Lebens. Sei aufmerksam, wo du vielleicht neidisch bist, was du dir gern ansiehst in Zeitschriften oder im Fernsehen. Warum holst du dir das nicht in dein Leben? Du bist der Schöpfer deines Lebens – versorge dich nur mit dem Allerbesten! „Für mich nur das Beste" darf gern ein inneres Mantra sein!

Mit meinen Kunden mache ich auch gerne eine Übung, in welcher sie eine Minuten oder länger über eine Frage oder ein Bild philosophieren sollen. Es fällt den Meisten recht schwer, weil sie meinen, dass ihr Denken nicht interessant genug ist. Ich gebe dann den Tipp: „Stell dir vor, du bist ein Superstar. Die Menschen hängen an deinen Lippen, alles von dir ist unfassbar interessant für uns. Lass es fließen und erzähl es mir in allen Details, die dir durch den Kopf gehen!" Kinder können das meistens noch sehr gut. Wir haben in unserer Kindheit leider so oft zu hören bekommen: „Drängle dich nicht so auf, es dreht sich nicht alles um dich, sei leise, komm zum Punkt usw.", dass wir in uns den Glauben konditioniert haben, dass unser Gedankengut nicht von Wert ist. Natürlich gibt es auch Schaumschläger, Narzissten und Egomanen. Du darfst immer darauf reagieren, wenn dein Gegenüber dir signalisiert, dass es ihm zu viel wird. Aber manchmal kann es sein, dass du deine innere Quelle vollkommen zugestopft hast und die Welt gar nicht sieht, was in dir steckt.

Romantisiere dein Leben.

Eine schöne Aufforderung ist auch, sein eigenes Leben zu romantisieren. Wir können Romantik nicht nur mit anderen Menschen erleben. Was tust du für andere Menschen, dass es romantisch ist? Decke dir besonders schön den Tisch, zünde

Kerzen an, mache dein Bett, räume immer alles ordentlich weg, benutze Parfum, trage tolle Unterwäsche, trage Lippenstift oder lackiere dir die Nägel, rasiere dich besonders ausgiebig, benutze Raumduft, schreibe dir selbst Liebesbriefe. Mache dir selbst Geschenke. Gehe den Umweg im Park, wo es besonders schön ist. Schlendere mal gemütlich durch die Geschäfte. Gehe ins Kino zu deinem Lieblingsfilm oder ins Theater. Fahre im Cabrio sonntags spazieren usw. Tue das, was du dir sonst nur mit anderen Menschen gönnst. Und nicht zuletzt: sprich so, als würde man dir, deinem Wissen und deinen Worten den aller höchsten Wert beimessen.

Frage:

Wie könntest du dir dein Leben für dich romantischer gestalten?

Wie würdest du sprechen, wenn du eine berühmte und gefeierte Persönlichkeit wärst?

TRAUE DICH, UNGEWÖHNLICHE DINGE ZU TUN

„Je mehr du die Wunder in deinem Leben schätzt, desto mehr Wunder werden in deinem Leben manifestieren. So funktioniert einfach der Manifestationsprozess."

Kenneth Wong

Der Freude zu folgen, bedeutet auch, dass du eventuell ungewöhnliche Dinge tun darfst. Manchmal dürfen wir ruhig ein bisschen verwegen sein. Probiere dich aus, mache Dinge, die du vielleicht sogar niemandem erzählen würdest. Sei verwegen, mutig, genießerisch, nimm Platz in Anspruch, nimm Zeit in Anspruch, nimm dir, worauf du Lust hast, sei mal dekadent, sei mal richtig selbstgefällig. Ich würde zum Beispiel unfassbar gern mal einen Trantrakurs besuchen. Eine Freundin von mir wollte plötzlich einen Surfkurs machen, der nächste vielleicht einen Bungee-Jump oder die Pilgerreise. Vielleicht willst du mal Eisbaden oder auf einen Survival-Kurs. Vielleicht hast du Lust Stricken zu lernen und traust dich nicht, weil du Angst hast, was wohl dein Partner dazu sagen würde. Vielleicht willst du einmal im tollen Sternelokal essen gehen. Vielleicht willst du Nacktfotos von dir machen lassen oder ein Bodypainting. Was auch immer es für dich ist. Schlage mal so richtig zu – egal, was der andere davon halten mag – und entdecke neue Wege. Frage dich immer wieder: Was würde ich tun, wenn mich keiner kennt und ich unendliche Ressourcen hätte?

Frage dich auch, wie du dich ausdrücken würdest, wenn dich keiner kennt? Wie würdest du sprechen? Was würdest du „ansprechen"? Welche „Wahrheiten" würdest du laut aussprechen, wenn keinerlei Konsequenzen drohen würden. Welche Worte würden gern aus dir heraussprudeln aus einem Gefühl der Freude und Inspiration?

Fragen:

Was würdest du gern einmal „Verwegenes" tun?

Welche inspirierende, freudvolle Wahrheit verkneifst du dir, weil du dich schämst?

WENN DEINE FREUDE KOMPLIZIERT ZU ERFÜLLEN IST ODER VON ANDEREN MENSCHEN ABHÄNGT

„Nicht das, was zu haben oder nicht zu haben ist, bestimmt, wie erfolgreich oder glücklich wir sind, sondern das, wovon wir überzeugt sind, dass es wahr ist."

Wayne Dyer

Was ist, wenn deine Freude kompliziert zu erfüllen ist oder sehr stark von anderen Menschen abhängt? Gerade wenn wir in einer Partnerschaft gebunden sind oder kleine Kinder haben, ist das tatsächlich manchmal eine Herausforderung. Frage dich, was unter sehr komplexen Wünschen liegt, die sich aber nicht für dich auf Grund von unüberbrückbaren „Verpflichtungen" erfüllen. Ich spürte zum Beispiel schon sehr lange den Drang, nach Bali zu fliegen. Ich wollte aber meine Tochter nicht zwei Wochen allein lassen, und mit ihr alleine traute ich mich diese Reise nicht. Ich fand auch niemanden, der mitfliegen wollte mit uns beiden. Ich fragte mich immer wieder: „Was verspreche ich mir denn von dieser Reise?" Und mir wurde klar, dass es der Überfluss an Sinneseindrücken wäre (den ich mir zumindest in meinem Kopf davon versprach), der mich kickte. Ich dachte: „Warum will ich einen Überfluss an Sinneseindrücken? Weil ich mich mehr spüren will. Ich will mich mehr fühlen, ich will meinen Körper mehr spüren." Das war eine unfassbar gute Erkenntnis für mich. Und ich konnte mein Leben ganz klar auskämmen – nach Situationen, wo ich mich nicht gut spüren konnte, wo ich mich nicht lebendig und sinnlich fühlte und wo ich in das alte Muster des Funktionierens zurückfiel. Tatsächlich brauchte ich nicht Bali, um mich mehr zu spüren. Sicher wäre es toll dort, aber ganz ehrlich, wenn ich wieder zurück bin, dann verfalle ich ja wieder in das alte Muster des Alltags. Viel effektiver ist es doch, ganz klar zu erkennen, was hinter meinem Bali-Wunsch liegt, und exakt das in mein Leben zu integrieren – also nach Momenten zu suchen, wo ich sinnliche Erfahrungen mache, wo ich gutes Essen esse, wo ich wunderbare Düfte rieche, wo ich Schönheit um mich herum sehe, wo ich Wärme und Weichheit um mich spüre, wo ich Entspannung höre usw. Das veränderte alles!

Auch hier kannst du dich fragen, wenn deine Freude mit anderen Menschen verknüpft ist, über welche du keine Kontrolle hast: „Was verspreche ich mir davon? Welches Gefühl will ich mir dort holen?“ Wenn du dir Kinder wünschst und keine bekommen kannst oder keinen Partner hast, wenn dein Geliebter oder deine Geliebte nicht da ist. Wie kannst du dir das „Lebensgefühl“ selbst erzeugen? Glaube mir – es erfordert keine massiven Geldausgaben und keine anderen Menschen dazu. Du kannst alles in dir kreieren. Also suche nach dem guten Gefühl in dir! Erforsche dich – wo fühlst du dich gut? Warum hast du dich da wohl gefühlt? Warum fühlst du dich in anderen Situationen nicht so?

Zum Beispiel stellte ich fest, dass ich in meiner Ursprungsfamilie gar nicht sinnlich war. Dort war ich superstark im „Macher-Modus“. Sofort – quasi mit Betreten des Hauses. Als ich dann am Abend nach Hause kam, war ich ausgebrannt, erschöpft und leer. Ich wollte Schokolade und weinen. Und ich wusste nicht genau, warum. Ich stellte auch fest, dass ich mit meiner Tochter sehr angestrengt war. Als alleinerziehende Mutter musste ich ständig den Fokus halten, ständig Grenzen ziehen, ständig planen und die Übersicht behalten. Es blieb nicht viel Raum für das sinnliche Erleben meiner Körperwahrnehmungen. Und ich erstellte mir tatsächlich eine Liste, was ich konkret in ganz spezifischen Situationen tun könnte, um meinen Körper mehr zu spüren.

Fragen:

Was versprichst du dir von deinem „Freude-Event"? Welches Gefühl willst du dir dort holen?

In welchen Situationen saugt es dir die Freude aus? Nach welchen Begegnungen bist du energetisch ausgelaugt?

8. Empfangen

„Sei vollständig empfänglich für das, was du verlangst.
Das ist der einzige Weg, wie es dir zukommen wird."
Robin S. Baker

Welcome to the good part – das Empfangen. Empfangen kann sich wunderschön und absurd und unreal zugleich anfühlen. Denn in dem Moment, wo wir empfangen, können wir alles mit dem „Allerwertesten" wieder einreißen, wenn wir das Empfangen nicht zulassen können. Beispielsweise hast du nun endlich die 100.000 Euro und schwups, schickt dir das Universum gleich eine dicke Rechnung hinterher. Oder du hast endlich deinen Traumpartner getroffen, aber du bist so misstrauisch, dass er das Interesse verliert. Oder du hast endlich die Chance, vor 10.000 Menschen zu sprechen, und zweifelst jetzt an deinem Können.

GESCHENKE ZULASSEN

„Der Glaube an den Meister schafft den Meister, alles
Erleben wird durch den Glauben vorgebildet."
J. Krishnamurti

Die Geschenke des Lebens zuzulassen, ist tatsächlich nochmal ein wichtiger Schritt im Manifestationsgeschehen. Denn sobald wir etwas haben, haben wir Angst, es zu verlieren. Man sieht es bei vermögenden Menschen. Sie haben oft eine unfassbare Angst, dass sie morgen wieder pleite sein könnten. Oder wenn einem plötzlich DER eine Mensch gegenübersteht und man sich die ganze Zeit denkt: „Das ist zu gut, um wahr zu sein." Ich habe einen Kunden, der sagte einmal zu mir: „Also das wäre ja auch unfair, wenn einer alles hätte. Irgendwas bleibt immer auf der Strecke. Man kann nicht auf allen Ebenen erfolgreich sein." Genau mit solchen Gedanken katapultierst du dich direkt zurück auf Anfang. Diese Spiralen können uns so blockieren, dass wir uns gar nicht mehr trauen, groß zu träumen, weil es besser ist, etwas gar nicht erst zu haben, als es kurzzeitig gehabt zu haben und wieder zu verlieren. Aber diese Gedankenmuster zeugen einfach nur davon, dass du aktuell immer noch nicht an den Schöpfer in dir glaubst. Dass du immer noch denkst, dass „da oben" jemand sitzt, der über dich bestimmt, der dich steuert und lenkt, eine höhere Macht sozusagen, gegen die du nicht ankommst. Ich sage es gern noch einmal: „Du bist Gott in deiner Welt. Du bist unendliches Bewusstsein, du bist eine unendliche Quelle der Fülle und Liebe. Du bist unendliche Ressource. Du bist alles, was du sein willst bzw. was du für dich bewusst oder unterbewusst definierst zu sein."

Du entscheidest, ob diese Quelle an Bedingungen geknüpft ist oder einfach unendlich sprudelt. Du definierst das Maß an Fülle und Liebe. DU!

Also lasse die Geschenke zu, nimm sie an, freue dich darüber, sage Ja dazu. Feiere dich dafür, sei stolz und dankbar dafür und sage dem Leben: „Ganz genau – das bin ich – davon bitte mehr!"

Fragen:

Wo hast du Angst, dass Ressourcen nur begrenzt da sind?

Wo denkst du, das ist zu gut, um wahr zu sein?

Wo denkst du, das kann ich nicht annehmen?

Wo denkst du, nicht mehr verdient zu haben?

HILFE ANNEHMEN

„Der einzige Grund, warum eine Person nicht genug Geld hat, ist, weil sie es mit ihren Gedanken blockiert, dass Geld zu ihr kommt."
Rhonda Byrne

Manchmal kommen die Geschenke nicht auf direktem Wege zu uns. Manchmal kommen sie durch andere Menschen, die uns eine Tür öffnen. Es gibt da eine schöne Weisheit: Sitzt ein Mann in seinem Haus, umzingelt von Hochwasser. Er fleht Gott um Hilfe an, er möge ihm helfen. Da kommt ein Rettungsboot vorbei und will ihn aus dem Haus holen. Da sagt er: „Nein danke, Gott wird mir helfen." Eine Stunde später steht das Wasser schon im ersten Stock und der Mann fleht wieder: „Bitte, Gott, rette mich!" Da kommt ein weiteres Boot und will ihn mitnehmen. Er lehnt wieder ab. Eine weitere Stunde später sitzt der Mann auf dem Dach seines Hauses, das Wasser bis zum Halse, und er fleht noch einmal inständig: „BITTE, lieber Gott, rette mich doch!" Da kommt ein Hubschrauber und will ihn retten. Er sagt: „Nein, Gott wird mir helfen, ich weiß es ganz genau." Im Himmel fragt der Mann, nachdem er dann gestorben war: „Gott, warum hast du mir nicht geholfen? Ich war so fest im Glauben." Und Gott sagte: „Ich sandte dir drei Mal die Möglichkeit zur Rettung und immer hast du abgelehnt."

Also überlass es dem Leben, wie es dich „retten" wird. Definiere nicht das „Wie". Definiere nicht, dass das Wasser auf magische

Weise weggehen soll, sondern nimm die rettende Hand, die dir gereicht wird, auch wenn es sich für dich vielleicht wie ein Umweg anfühlt. Am Ende könnte der Umweg die viel bessere Lösung gewesen sein als deine mit deinem begrenzten Verstand erdachte.

Frage:

Wo lehnst du Hilfe ab, weil du denkst, es nicht verdient zu haben?

FÜR MICH NUR DAS BESTE!

„Kannst du dich erinnern, wer du warst, bevor die Welt dir erzählt hat, wer du sein solltest?"
Danielle Laporte

Ich hatte einen Coach, der immer zu seinen Kunden sagte: „Für mich nur das Beste." Das sollte ein Leitsatz sein. Ich fühlte diesen Satz lange nicht. Ich war sehr sparsam und genügsam erzogen und hatte eher den Leitsatz in mir: „Das geht schon so." Bis mir mal eine Freundin spiegelte, dass es sie oft entsetzen würde, dass eine so anmutige Frau wie ich sich immer mit dem Billigen zufriedengeben würde, mit billigen Möbeln, mit billigen Klamotten, mit billiger Wandfarbe usw. Und da erkannte ich: Stimmt, ich spare an meiner wichtigsten Ressource – an mir selbst. Auch hier trifft wieder der Satz: Deklariere wie ein König oder eine Königin. Das Leben hat kein Selbstwertproblem. Das Leben ist nicht deine Mama – es streichelt dich nicht und es meckert auch nicht mit dir. Das Leben ist dein Gefolgsmann. Es ist dein rechter Arm. Es zeigt dir immer wieder ausschließlich dich selbst.

Erkenne, dass du nur dann Großartigkeit, Liebe und Fülle in die Welt bringen kannst, wenn du selbst damit „erfüllt“ bzw. „aufgefüllt“ bist. Du kannst niemandem etwas geben, was du selbst nicht hast. Deswegen ist es vermessen, weniger als Großartigkeit vom Leben zu deklarieren. Denn damit bestimmst du auch, dass du eben nur entsprechend weniger Ressourcen zur Verfügung hast, die du in die Welt geben kannst. Gib dir das gesamte Maß an Fülle, was du erfassen kannst. Versorge dich maximal mit allen Ressourcen, um ein kraftvolles Leben zu leben, um kraftvoll zu wirken. Du wirst niemals größenwahnsinnig oder egoistisch sein können, denn dann würde dir das Leben es sofort spiegeln – sofort. Je mehr Fülle und Liebe du in dein Leben einlädst, desto mehr erfährst du davon, desto mehr gibst du davon. Das ist der Kreislauf, der uns aus allen niederen Verstrickungen wie Krieg, Schulden, Neid, Angst und Missgunst herauslösen kann. Deswegen sagen die Coaches: „Unsere eigentliche Angst ist die Angst vor unserer Größe.“ Weil es so überdimensional wirkt. Weil uns die Angst, zu viel zu verlangen, in den Nacken schießt. Du verlangst nicht zu viel.

Du bist unendlich geliebt und darfst es jederzeit wissen.

Frage:

Wo denkst du „Das geht schon so für mich“?

9. Grenzen

„Die Vorstellung ist eine Kraft, die eine Realität manifestieren kann. Setze dir selbst keine Grenzen. Das werden andere für dich tun."
James Cameron

Theoretisch ist der Manifestationsprozess mit dem Kapitel 8 abgeschlossen. Praktisch wirst du jedoch festgestellt haben, dass dir so einige Stolpersteine in den Weg kommen, dass du feststeckst, dass du immer wieder die gleiche Schlaufe ziehst. Und deswegen habe ich in den kommenden Kapiteln Hilfestellungen für dich zur Hand, wie du leichter und effektiver an deine Ziele kommst, warum deine Manifestation auf sich warten lässt und wie du dir selbst auf die Schliche kommst.

Starten wir mit dem Thema Grenzen.

SAG DEM LEBEN, WIE DU ES HABEN WILLST!

„Wenn du mit den universellen Gesetzen arbeitest, arbeitest du mit den Gesetzen der Manifestation, nicht mit der sofortigen Befriedigung ..."
Jennifer O'Neill

Das Leben wird dich immer wieder fragen, wie du es haben willst. Es macht dir immer wieder Angebote und du darfst ganz klar entscheiden. Was du nicht verneinst, das wählst du. Was du so laufen lässt, das wählst du. Was sich irgendwie nur halb gut anfühlt und du machst mit, das wählst du. Durch dieses unbewusste Laufenlassen, Nicht-Entscheiden, Irgendwie-Ja-Sagen sendest du ganz deutlich ans Universum: Bitte mehr davon!

Ein Beispiel: Ich war auf der Suche nach einem Wintermantel. Ich hatte in einem Katalog einen gesehen, den es leider nicht in meiner Größe gab, und nun ging ich in die Stadt und wollte mir genau so einen kaufen. Es gab tausende Mäntel, aber keiner gefiel mir, keiner hatte die Farbe, die ich wollte. Dann kam ich in ein Geschäft, das genau diese Farbe und meine Größe hatte. Er sah herrlich aus. Aber er war etwas zu lang für mich und etwas zu unförmig. Und meine innere Stimme sagte: „Endlich hast du diese geile Farbe – sie sieht so gut aus. Aber die Länge ist Mist, daran wirst du dich immer wieder aufhängen." Schweren Herzens kaufte ich den Mantel nicht. Aber ich dachte mir: genau so läuft Manifestieren. Ich kann nicht Ja zu einer nur halbwarmen Sache sagen. Entweder es ist ein absolutes Ja oder es ist ein Nein. Sei immer präziser in deiner Frequenz, in deiner „Auswahl". Wie du die kleinen Dinge entscheidest, so entscheidest du die Großen. Das Leben fragt dich in so vielen Mikromomenten und testet, wie klar du bei dir bist, wie sehr du Schöpfer sein willst, wie sehr du darauf vertraust, dass das Richtige kommen wird. So hältst du es mit Beziehungen, mit Geschäftsangeboten, mit Menschen, mit Unternehmungen, mit Gegenständen, mit deinem Essen.

Ich halte das für entscheidend wichtig, deswegen gebe ich dir gern noch ein paar konkretere Beispiele. Im Bereich Dating darfst du dich fragen, ob du wirklich mit dem verheirateten Typen flirten solltest – willst du wirklich eine Affäre sein oder mit einem Mann zusammenkommen, der seine Frau vorher mit dir betrogen hat (und wenn es nur in anzüglichen SMS-Nachrichten war)? Dieser Mann bringt die Energie von

Heimlichkeit, Unwahrheit und Unsicherheit in dein Feld. Oder willst du wirklich mit der Frau zusammen sein, die sich nicht entscheiden kann, die dich an der langen Leine hält, die immer den Job oder andere Dinge vorschiebt? Diese Frau sagt nicht kraftvoll Ja zu dir, sie feiert nicht dein Sein, sie ehrt dich nicht und „spielt" mit der Möglichkeit, dich zu verlieren. Mit so einem Menschen kannst du nicht kraftvoll werden. Ich meine hier nicht die lockere Kennenlernphase, sondern ein ewiges Hin und Her nach Monaten des Kennenlernens. Überlege dir deine Standards und dann lass dich von ihnen ganz klar führen, auch wenn du den anderen noch so sehr glaubst zu lieben. Oftmals haben wir wahre Liebe noch gar nicht wirklich erlebt in unserem Leben und glauben dann, dass das geringe Maß an Aufmerksamkeit irgendwie auf eine verkorkste Art und Weise Liebe sein soll.

Auch Freundschaften und Geschäftsbeziehungen kannst du darauf abklopfen. Zum Beispiel ist Respekt und Wertschätzung meiner Zeit ein hoher Standard für mich. Wenn Freunde oder Kunden mich versetzen, dann ziehe ich mich zurück. Dann gibt es da keine Aufmerksamkeit mehr von mir oder eine gemeinsame Kooperation. Werde immer konsequenter in deiner inneren Führung und du wirst erfahren, dass das Leben immer klarer antwortet. Sage dir in jedem Moment: „Ist es kein absolutes Ja, dann ist es ein Nein!"

Und ja, manchmal ist das Leben in unseren begrenzten Körpern als Mensch auf der Erde so bedrängend, dann müssen wir einfach eine mittelmäßige Wahl akzeptieren. Aber sei dir darüber im Klaren, dass du gerade wieder eine Baustelle bewusst stehen gelassen hast. Es ist ok, es ist ein Weg – hab es einfach auf dem Schirm.

Um dir dessen bewusst zu werden, darfst du dir auch immer wieder deine eigenen Standards und Werte anschauen. Vor allem im Umgang mit Menschen kann das sehr interessant sein.

Gerade der Partner oder der potenzielle Partner kann massiv an unseren Standards rütteln. Aber auch Familienmitglieder sind prädestiniert dafür, unsere Werte immer wieder zu untergraben. Gerade wenn wir beginnen, neue Standards aufzubauen, sind wir einfach noch recht instabil in unserem Wertesystem. In diesen Momenten dann ganz klar zu sagen, nach dem Motto „Nicht mehr mit mir!“, deinen Standard zu kommunizieren und auch die Grenze zu ziehen, erfordert ein hohes Maß an Selbstdisziplin und Konsequenz von dir – gerade bei Menschen, die wir lieben.

Ein starker Magnet hat einen starken Pluspol, aber auch einen genauso starken Minuspol. Willst du also stark anziehend sein für etwas, was du haben willst, musst du auch klar das „abstoßen“, was nicht dazu passt. Je mehr du zu „Wischi-Waschi“ Ja sagst oder dich dazu verleiten lässt, desto mehr verwässerst du auch deinen inneren Magnetismus.

Wertvoll ist es auch, dir mal anzuschauen, wo du dich selbst nicht an deine Standards hältst. Ich hatte mal eine Kundin, die sich darüber beschwerte, dass ihr Auftraggeber seine Rechnungen nicht zahlen würde und sie aber weiter an dem Projekt für ihn arbeiten sollte. Er beschwichtigte sie mit: „Du kriegst dein Geld schon noch! Du hast es ja immer gekriegt.“ Gleichzeitig musste ich feststellen, dass sie selbst meine Rechnungen auch nicht beglich. Das ist das Gesetz der Energie.

Auch dazu habe ich eine persönliche Geschichte. Ich beschwerte mich innerlich, dass sich ein guter und enger Freund mit mir nur dann treffen wollte, wenn er eh gerade einen geschäftlichen Termin in meiner Stadt hatte. Verschob sich der Termin, verschob er auch unser Treffen. Ich fühlte mich wie ein weiterer Programmpunkt in seinem Geschäftsalltag. Und nach einem Monat ertappte ich mich doch tatsächlich selbst, dass ich viele Freundschaften ähnlich stiefmütterlich behandelte und mir ungern extra Zeit zur „Freundschaftspflege" nahm. Du ziehst das an, was du selbst sendest. Also prüfe genau, wo du „es mit dir machen lässt" und wo du „es mit anderen machst".

Fragen:

Bei welchen Menschen verstummst du? Warum? Wovor hast du Angst?

Wo sagst du halbherzig Ja?

Wo lässt du „Wischi-Waschi" zu?

Wo verbiegst du dich?

Wo handelst du gegen deine Überzeugungen?

Wo forderst du Verhaltensweisen ein, die du selbst nicht einhältst?

WIE DU MIT MEINUNGEN UND BEWERTUNGEN UMGEHST

„Eine Erinnerung ohne emotionale Aufladung wird als Weisheit bezeichnet."
Joe Dispenza

Ein Tipp zu allererst: Wenn du in der „Erschaffungsphase" bist, dann teile das nicht mit der ganzen Welt. Gerade wenn du große Träume hast, dein Leben vollkommen umkrempeln willst, dann lass dich nicht von aller Welt beraten. Als ich begann, mein erstes Buch zu schreiben, wusste davon nur eine einzige Person. Und zwar eine, die den gleichen Traum träumte wie ich. Nach und nach, als ich sicherer damit wurde, erzählte ich es auch meinen engsten Freunden. Und erst als ich verbindlich einen Buchcoach buchte, teilte ich es mit der Welt. Ich fühlte mich bereit für die Meinungen und Bewertungen der anderen. Menschen, von denen ich am härtesten kritisiert wurde, sagte ich es erst, als das Buch schon fast gedruckt war.

Sei sehr sorgsam, von wem du dich beraten lässt!

Die Meinungen und Bewertungen anderer Menschen können dich vollkommen aus der Spur hauen, vor allem wenn du Dinge zum ersten Mal tust. Dein Umfeld ist geprägt von deiner alten Version. Es sieht dich auch in deiner alten Version. Es sieht nicht deine innere Kraft, Stärke, deine Träume und deine Sehnsüchte. Es sieht nur das, was es sehen will und was du ihnen aktuell zeigst. Menschen projizieren ihre eigenen Ängste und ihre eigene Kompetenz auf dich. Sie selbst würden sich das niemals zutrauen, aber einfach weil sie ganz andere Qualitäten haben, ganz andere Ängste und ganz andere Träume. Teile deine Visionen nur mit Menschen, die es (A) verkraften und (B) dich dafür feiern. Denn nichts anderes kannst du jetzt gebrauchen. Lass dich ausschließlich von Menschen beraten, die bereits da sind, wo du hin willst, und zwar zu 100 %. Sie müssen den Prozess wirklich abgeschlossen haben und nicht selbst auf dem Weg dahin sein. Also wenn du abnehmen willst, dann suche dir einen Menschen, der schlank aussieht, der auch gesund ist, der entspannt ist, der gut riecht und so weiter. Achte da auf alle Details. Ist er nur schlank, dafür aber super gestresst und super im Kämpfermodus? Opfert er irgendwas in seinem Leben für diesen „gestriezten" Körper? Wenn ja, dann such dir ein anderes Vorbild, einen anderen Berater. Ich habe mal eine Frau kennengelernt, die bildhübsch war und eine unfassbar gute Figur hatte, aber sie hatte so starken Mundgeruch, dass ich mich kaum mit ihr unterhalten konnte. Das wäre niemals mein Ideal. Genau das Gleiche beim Thema Geld. So viele Menschen folgen hoch erfolgreichen Menschen, die aber unfassbar gestresst, überreizt, getrieben und angestrengt sind. Diese „Vorbilder" sind nicht in ihrer Mitte. Sie sind getrieben. Willst du das auch sein? Dann folge ihnen. Also schaue genau hin, von wem du dich beraten lässt!

Verfalle aber auch nicht ins gegenteilige Extrem, dass du immer versuchst, alles allein zu lösen. Wenn du an einem Punkt bist, wo du wirklich ALLES versucht hast und du dennoch immer noch weit entfernt von deinem Ziel bist, dann sitzt du auf deinem Muster drauf. Du darfst dir jemanden suchen, der in dein dunkelstes Loch leuchtet und dir DIE eine Karte aufdeckt. Darum verlangen gute Coaches auch so viel Geld für eine einzige Stunde. Weil sie dir genau diese Arbeit abnehmen. Weil sie in dir sofort das Licht anknipsen. Und wenn die Karte einmal umgedreht ist, dann wirst du dich wundern, wie du das vorher nicht sehen konntest. Achte auch hier darauf, zu wem dich das Leben führt. Der Meister kommt zum Schüler, wenn er soweit ist. Mit welchem Coach gehst du in Resonanz? Wo hast du eine magnetische Anziehung? Das Leben führt dich nicht umsonst zu ihm.

Die Masse scheut die Veränderung.

Wenn du beginnst, dich mit deiner neuen Version zu zeigen, dann werden Meinungen und Bewertungen zu dir kommen. Es ist einfach so. Vor allem die Menschen in deinem engen Kreis werden an dir rütteln, denn deine Veränderung bedeutet auch eine Veränderung für sie. Und wenn es am Ende nur der Fakt ist, dass sie nicht wissen, wie sie mit dir umgehen sollen. Der Mensch ist von Natur aus träge. Veränderung bedeutet immer Stress, und wenn du dich jetzt stark veränderst in einem Tempo, das andere überfordert, dann werden sie an dir rütteln.

Andere bewerten dich nur in dem Maße, wie du dich selbst noch bewertest!

Sei dir bewusst, dass andere nur in dem Maße an dir rütteln können, wie du selbst noch nicht wasserdicht auf deiner neuen Identität sitzt. Eine gute Freundin fragte mich einmal, ob ich denn jetzt von meinem Persönlichkeitscoaching leben könnte. Ich war total empört über diese Frage. Ich dachte: „Was muss sie von mir denken?“ Bis ich erkannte, dass ich diesen Zweifel selbst noch tief in mir trug. Die Zahlen sagten, dass es gut lief, die kleine Angst in mir hatte offensichtlich noch Bedenken. Ich kann mich also bei meiner Freundin für diesen Kommentar bedanken, denn er zeigte mir lediglich, wo ich selbst noch unsicher war und wo ich noch klarer in meinem Kern werden durfte. Auch hier trifft wieder der Satz: „Was dich trifft, betrifft dich.“ Suche nach der Wahrheit des Vorwurfes in dir. Sieh es als Warnung von deinem eigenen System. Achtung, Achtung, du hast da noch diesen ungesehenen Glaubenssatz in dir, räume ihn aus, sonst erfüllt er sich.

Du deklarierst deine Welt!

Eine Kundin rief mich einmal vollkommen aufgelöst an, weil sie ein Gespräch mit einer Frau hatte, die sagte: „Alles Glück kommt nie. Wenn man so viel Geld hat, dann läuft meist etwas anderes schief.“ Und plötzlich liefen die Räder im Kopf meiner Kundin: „Was ist, wenn ich meinen Mann und mein Kind verliere?“ Und mit der Angst kam der Gedanke: „Was ist, wenn ich mir das jetzt manifestiere, wenn diese Angst in mir ist?!“ Ich sagte dann: „Bleib ganz ruhig. Bedanke dich bei der Frau (deinem Spiegel) und erkenne es als eine Warnung. Nicht als eine Warnung, dass das passieren wird, sondern dass du offensichtlich in Resonanz mit diesen Gedanken gehst, dass du den Glaubenssatz hast: „Wenn ich viel Geld verdiene, dann bleibt zwangsläufig etwas anderes auf der Strecke!“. Suche nach positiven Gegenbeispielen, wo Menschen vermögend sind und nicht ihre geliebten Menschen verlieren. DU bist GOTT.“

Du deklarierst, wieviel Fülle sein darf.

Keine Sprichwörter und auch nicht die Erfahrungswelt anderer Menschen bestimmen deine Realität. Du deklarierst. Sage Danke, dass du diese Angst entdeckt hast. Fühle die Angst körperlich und dann komm wieder in den Schöpfermodus und sage dem Leben, was du willst. Deklariere wie ein König oder eine Königin. Deklariere wie ein Heerführer, wie ein Boss. Das Leben hat kein Selbstwertproblem. Also bestelle Großartigkeit.

Schalte auf „Schneesturm“ bei der Angst der anderen!

Manchmal trifft man auch auf Menschen, wo man schon weiß, dass sie durch und durch kritisch sind, und man muss dennoch mit ihnen zusammenarbeiten oder umgehen, weil man eben aktuell noch in dieser Realität sitzt. Für diese Menschen darfst du dir einen inneren „Schneesturm“ antrainieren. Sobald das „Geblubber“ dieser Menschen losgeht, hast du „weißes

Rauschen" im Kopf. Erlaube dir, keine Meinung und Bewertung zu der Meinung und Bewertung von anderen zu haben. Erlaube dir, dich nicht zu rechtfertigen, dich nicht zu erklären, nicht hart zu werden, sondern voller Mitgefühl zu erkennen, dass der andere gerade offensichtlich Angst hat, auch wenn er diese sehr gut in Kritik versteckt. Ich ziehe mir dann gedanklich einen dicken Pelzmantel drüber. Ich entscheide, wenn möglich vorher, ob diese Meinung für mich in irgendeiner Weise wertvoll ist, und wenn nicht, dann schalte ich auf Schneesturm. Manche sagen auch „Schalte auf Durchzug" oder „Stell es dir vor, wie Wolken, die sanft an dir vorbeiziehen". Wenn dich Menschen aber sehr bearbeiten, dann fühlt es sich oft nicht an wie eine sanfte Wolke, sondern eben eher wie ein Gewitter. Entscheide selbst, welches Bild dir gefällt. Es heißt nicht, dass du den anderen bewusst meidest, ihn ausgrenzt, ihn maßregelst oder kalt abtropfen lässt. Du hast „einfach" keine Reaktion mehr auf das Gesprochene. Oder du sagst ganz gekonnt: „Du musst dir keine Sorgen machen, ich habe alles im Griff." Wenn dich jemand persönlich angreift, dann kannst du dem anderen emotional recht geben. Zum Beispiel: „Es tut mir leid, dass ich dich mit meinen Worten getroffen habe, das war nicht meine Absicht. Was brauchst du jetzt? Wie kann ich dir jetzt helfen?" Genauer beschreibe ich auch das in meinem ersten Buch „Das Leben ist dein Spiegel".

Ich weise an dieser Stelle noch einmal darauf hin, dass man für sich genau unterscheiden muss, ob es eine berechtigte Kritik ist, dass mir der andere quasi meinen Spiegel vorhält, oder ob es tatsächlich nicht mein Thema ist. Du kannst es ganz leicht unterscheiden mit deinem inneren Maß der Emotionalität. Trifft dich die Kritik, wirst du sauer, bist du enttäuscht, wirst du aggressiv und ängstlich, baust du dir Horrorszenarien auf usw., dann ist es definitiv eine Wahrheit in dir, die gerade getroffen wurde. Ist es aber eher ein seltsames Fragezeichen in dir, dass du dich fragst: „Wie kommt er auf diese seltsame Aussage?“ Dann ist es das „Geblubber“, die Angst des anderen.

Als ich meine erste Lesung hielt, kamen Menschen mit unterschiedlichsten Fragen zu mir: „Halten wir uns dann an den Händen und meditieren, singen wir dann gemeinsam Mantras oder umarmen wir uns am Ende?“ Diese Fragen waren in mir so absurd, dass ich einfach nur erstaunt war über diese seltsamen „Befürchtungen“. Ein anderes Beispiel: Beim Lesen meines Buches gab es einen Fall, dass mir jemand nach den ersten Seiten schrieb, wie gern er doch immer für mich da gewesen wäre, wenn er meine Geschichte gewusst hätte, und dass ich mich jederzeit bei ihm melden könnte. Als er mit dem Buch durch war, beschimpfte er mich als Arschloch. Er sagte, dass er mich nie wieder sehen will, er blockierte mich und löschte mich bei Social Media. Wiederum einen Monat später rief mich die Person an, als ob nie etwas gewesen wäre, und fragte, ob ich mit auf den Weihnachtsmarkt kommen würde. Er folgte mir wieder bei Social Media. Das war zugegeben eine spannende Emotionskurve. Ich dachte in jedem Moment: Wie seltsam und krass, was mein Buch wohl für Schmerzpunkte in ihm getroffen haben muss.

Leader sagen Worte, die sich die anderen nicht trauen!

Ich ermuntere dich auch, mutig zu sein. Wenn du klar in deiner Vision bist und spürst, dass zu deiner neuen Identität einfach auch klare Worte gehören, dann zeige dich damit! Visionäre sagen immer Dinge, die sich andere nicht trauen. Leader gehen sehr oft allein, nicht mit der Masse. Ja, sie haben vielleicht Unterstützer, aber sie stehen allein an der Spitze. Vorreiter haben Ideen, die andere nicht haben bzw. welche die Masse erst später als Wahrheit annehmen kann. Leader sind Vorreiter – sie reiten eben vor, und zwar allein und schutzlos. Leader sitzen so felsenfest auf ihrer Wahrheit, dass sie den Gegenwind aushalten.

Also wenn du wirklich massiv beschossen wirst, dann wahrscheinlich weil du einfach ein Vorreiter bist. Es sei denn, du bist ein Narzisst oder ein vollkommen unsensibler Mensch – davon gehe ich jetzt aber nicht aus. Wenn die Meinung und Bewertung anderer zwar anstrengend ist und dir ein inneres Augen-Verdrehen verschafft, dich aber nicht emotional trifft, kein Schlag in die Magengrube war, dich nicht weiter grämt, dann darfst du „einfach" weitergehen. Denn es „trifft" dich eben nicht.

Es bedeutet nicht, dass du nicht auch Befürworter oder Unterstützer hast – vielleicht hast du sogar ein Team. Meistens treten diese Menschen in dein Leben, wenn du bereits ein gewisses Maß an Klarheit erreicht hast, dich von Menschen oder Umständen gelöst hast, die dich vorher in deiner kleinen veralteten Version gehalten haben. Davor heißt es ein Stück weit „alleine" vorreiten.

Fragen:

Von wem lässt du dich beraten?

Wer irritiert dich immer wieder mit seiner Meinung?

Bei welchen Menschen fährst du aus der Haut? Welches Bedürfnis wurde hier verletzt?

Tust du das aus Liebe oder aus Angst? Wo vermeidest du Prozesse aus Angst vor den Konsequenzen?

Was würdest du aussprechen, wenn keine Konsequenzen drohen würden?

10. Komplexe Verstrickungen

„Der Geist hat eine starke Art, Dinge anzuziehen, die in Harmonie mit ihm sind, Gutes und Schlechtes."
Idowu Koyenikan

Ich gebe dir in diesem Kapitel ein paar Denkanstöße, wie du deinen „Themen" auf die Schliche kommen kannst. Denn unsere ungesehenen Muster offenbaren sich nicht so leicht vor uns, sonst hätten wir sie längst gelöst.

DEIN GRÖSSTER BLOCK

„Das Quantenfeld reagiert nicht auf das, was du willst. Es reagiert darauf, wer du bist."
Joe Dispenza

Der größte Erfolgsverhinderer ist dein eigenes „Normal". Das, was für dich so selbstverständlich ist, dass du es nicht hinterfragst, und es dadurch im Unterbewusstsein festhängt. Das können Sätze sein wie „Geld verdiene ich nur durch meinen Job und/ oder durch harte Arbeit, Millionäre sind arrogant, in einer Beziehung bin ich nicht frei, nur in einer Beziehung bin ich sicher, Familie ist alles, mit 50 gehts gesundheitlich bergab" usw.

Und dieser Block ist bei jedem Menschen gleich! Jeder sitzt auf seinem eigenen „Normal" fest. Auch Menschen, die dir das Manifestieren beibringen wollen. Deswegen brauchen wir einander. Deswegen ist ein Coach oder ein sehr reflektierter Mensch in deinem Kreis so wertvoll, weil wir für unsere eigenen

Muster oft selbst mit dem Allerwertesten auf der Antwort sitzen. Ich hatte schon so oft nach nur zwei Sitzungen mit meinen Kunden Momente, wo diese wie eine Wunderkerze vor mir saßen und ihnen eine Lampe nach der anderen anging. Einfach weil ich ihr inneres „Normal" hinterfragte.

Ich gebe dir jetzt eine Übung, wo du dir sehr gut auf die Schliche kommen kannst. Sie klingt ganz simpel und ich ermuntere dich, dies wirklich zu tun. Suche dir einen Themenbereich, der gerade dein Hauptfokus für deine Weiterentwicklung ist. Nehmen wir zum Beispiel Geld. Dann schreibst du fünf Minuten alles auf, was dir zu folgenden Sätzen einfällt:

Beispiel Geld:

Geld ist:

Ein erfolgreicher Mensch ist:

Geld kommt:

Geld ausgeben ist:

Geld geschenkt bekommen, ist:

Versuche auch hier, schön im Ego zu bleiben und ganz ehrlich zu sein. Diese Übung ist dafür da, dein Ego zu ertappen. Dein eigenes „Normal" quasi zu enttarnen. Ich gebe dir gern noch ein paar andere Sätze.

Beim Beispiel Beziehung kannst du brainstormen zu den Sätzen:

Ein Mann ist:

Mein Vater ist/war:

Eine Frau ist:

Meine Mutter ist/war:

Eine glückliche Beziehung ist:

Wenn ich genau in dieser glücklichen Beziehung jetzt wäre, dann:

Single sein bedeutet:

Beziehungen zu Freunden sind:

Beispiele Selbstverwirklichung/ Sichtbarkeit/ Kreativität:

Kreative Menschen sind:

Künstler sind:

Menschen, die vor anderen sprechen/singen/auftreten, sind:

Menschen, die ihre Meinung sagen, sind:

Menschen, die für sich einstehen, sind:

Menschen, die sich erfolgreich präsentieren, sind:

Wenn ich meine Wahrheit laut ausspreche, dann passiert / dann müsste ich:

Beispiel Gesundheit:

Gesunde Menschen sind:

Menschen, die viel für ihre Gesundheit tun, sind:

Schlanke Menschen sind:

Wenn ich schlank wäre, müsste ich:

Selbstständigkeit:

Selbstständigkeit bedeutet:

Erfolgreiche Selbstständige sind:

Angestellt sein bedeutet:

Erfolgreiche Angestellte sind:

Wenn ich selbstständig wäre, dann müsste ich:

Nimm dir wirklich für jeden Satz mindestens fünf Minuten, gern auch länger Zeit. Grabe tief in dir. Befrage dich ganz ehrlich. Und dann schaust du dir genau an, was du aufgeschrieben hast. Erkenne ganz genau, wo du dir selbst im Wege stehst. Wenn du zum Beispiel bei „Menschen, die viel für ihre Gesundheit tun" aufgeschrieben hast, dass diese nur noch Salat essen und fünf Mal in der Woche Sport machen oder nicht genießen oder keine Freude mehr am Essen haben, dann hast du deinen Glaubenssatz gefunden, der dich daran hindert, abzunehmen oder zu gesunden. Die inneren Bedenken manifestieren stärker als dein kognitiver Wunsch.

LÖSE DICH VON DEFINITIONEN!

„Das Universum und der Geist verstehen keine Grenzen
... MENSCHEN haben Grenzen erfunden!"
Jennifer O'Neill

Manchmal stehen uns zur Erfüllung unsere Definitionen im Wege. Ich ging ja bereits darauf ein, dass Manifestation ein Identitäts-Shift ist. Wenn du dich aber mit einer gewissen

Definition, wer du bist oder zu sein hast, festnagelst, kann die neue Identität nicht kraftvoll in dein Leben treten. Ich war in meinem Leben schon sehr viel: Ich war Sprechwissenschaftlerin, Sängerin, Uni-Dozentin, Stimmtrainerin, Sprecherzieherin, Coach, Buchautorin und jetzt Persönlichkeitscoach, und doch sind diese Definitionen von mir immer begrenzend. Und genau das hielt mich manchmal davon ab, den nächsten Schritt zu gehen. „Ich bin doch Sängerin, ich kann doch jetzt nicht Stimmtrainerin sein. Ich bin doch Stimmtrainerin, ich kann doch jetzt nicht Persönlichkeitscoach sein." Erst letztens sagte ein guter Freund zu mir: „Anna, man kann dich nicht fassen, du musst dich definieren!" Und ich hatte den Satz in mir: „Ich bin das Universum. Ich bin alles, was ich will, und ich will keine Definition von mir. Ich bin, was ich bin. Und eine Definition brauche ich nur, wenn ich Sicherheit suche." Eine Kundin sagte zu mir, dass sie nicht weiß, ob sie wirklich eine Sängerin ist, und ich sagte zu ihr: „Lass doch den Titel. Du bist eine Künstlerin. Deine Seele liebt Kunst, sie will Kunst ausdrücken, egal in welcher Form. Gesang ist eine Facette davon." Das erleichterte sie sehr. Unsere Welt ist gerade zur heutigen Zeit prädestiniert dafür, immer freier und eigendefinierter zu werden. Auch wenn du vielleicht nicht selbstständig bist und dich in einem Angestelltenverhältnis weiterentwickeln willst, dann verlasse auch da die klassische Rollendefinition, wenn sie dich beschränkt. Du bist sowieso dort am produktivsten und wertvollsten für die Firma, wo deine Kompetenz auf Freude und Notwendigkeit trifft. Und wenn diese Kombination in deiner aktuellen Firma nicht gefragt ist, dann ist vielleicht genau DAS das Gesuch einer anderen. Sei mutig, deine eigene Definition deiner Arbeit und deines Seins zu finden. Nur durch ein Eigen-Definieren kannst du etwas noch nie Dagewesenes kreieren. Also scheiß auf Titel und Definitionen. Du bist das Universum! Du bist alles, was du sein willst. Das Leben drückt sich durch dich aus. Ja, Definitionen geben dir einen Rahmen, geben dir

Sicherheit, geben dir Kontur, aber genau das begrenzt dich auch unfassbar! Und da du dieses Buch liest, bedeutet das, dass du hungrig bist, dass du mehr willst, dass du dich weit ausdehnen willst.

Manchmal ist es nicht einfach, sich in großen Umbruchphasen im Außen zu „positionieren". Ich verstehe, woher die Positionierungsfrage von vielen Marketingberatern kommt. Menschen lieben Definitionen, es gibt ihnen Sicherheit und sie können dich dadurch besser greifen. Sie lieben Schachteln und man darf ihnen beim Sortieren helfen – absolut. Beachte nur, wenn du dich gerade neu erschaffst, darfst du manchmal ganz, ganz bewusst mit deiner alten Schachtel brechen. Und gerade wenn du sehr lange in einer gewissen Schachtel gesessen bist, hält dich genau diese alte Definition von dir von deiner neuen Identität fern. Also, immer wenn in dir die Frage aufkommt „Ich bin doch xyz, ich kann doch jetzt nicht abc?" und sich in dir eine Sehnsucht breit macht, aber genau „abc" zu tun, dann löse dich von deiner Definition. Baue deine Schachtel aus oder wirf sie ganz weg. Sei dir einfach bewusst, dass Definitionen dir Sicherheit und Kontur geben, sie machen dich für andere greifbar, was für die Menschen sehr befriedigend ist. Sie können dich aber auch sehr beschränken.

Fragen:

Welche Definitionen von dir hast du? Wer bist du, wenn man dich danach fragt?

Woran hindert dich deine Definition?

LÖSE DICH VON VERKNÜPFUNGEN

„Unsere Wahrnehmung ist lediglich das, was wir für wahr erklären."
Matthias Antonelli

Manchmal verfallen wir auch der Illusion, dass wir ein gewisses Gefühl erst fühlen können, wenn etwas Bestimmtes in unserem Leben ist.

> *Sich in einer wundervollen Liebesbeziehung zu fühlen, bedeutet nicht, gleich in einer wundervollen Liebesbeziehung zu sein!*

Eine Zeit lang dachte ich, dass ich unbedingt einen Mann brauche, damit ich jemanden lieben kann. Damit ich jemandem meine Liebe geben kann. Um zu lieben, brauche ich doch einen Mann? Wie soll das sonst gehen? Ich fragte mich, wie ich mich verhalten würde, wenn ich in einer erfüllenden Beziehung wäre, und stieß immer wieder an dieses Dilemma. Fakt ist aber: ich kann Liebe immer schenken. Immer. Wir dürfen, wenn wir auf der Suche nach unserem Deckel sind, beginnen, jeden Menschen zu behandeln und zu „lieben", als wäre er unser Seelenverwandter. Es heißt nicht, dass wir körperlich werden sollten mit ihm, aber wir dürfen aufmerksam, liebevoll, wertschätzend und respektvoll sein. Und tatsächlich ertappte ich mich mit Menschen dabei, die rational keinen wirklichen „Mehrwert" für mich boten, dass ich kurz angebunden war. Ich schenkte ihnen weniger Aufmerksamkeit, weniger Zeit und zeigte mich weniger offenherzig. Das heißt auch wiederum nicht, dass du nun für jeden deine Zeit opfern, dass du sie bauchpinseln oder ihnen alle intimen Details aus deinem Leben erzählen solltest. Sei einfach wertschätzend. Sei in der Liebe mit ihnen, fühle dich in der

Liebe in dem Maße, wie es für die Situation angebracht ist. Sei so, als wärst du gerade frisch verliebt – dann willst du ja auch meistens die halbe Welt umarmen. Tue dies aber nicht, „um zu". Also damit endlich dein Seelenverwandter kommt. Sondern tue es, um das Gefühl zu kultivieren. Das Gefühl von „ich bin in der Liebe, Liebe ist mein Sein, ich bin geliebt und ich liebe wieder"!

Finanzieller Wohlstand hat nichts mit deinem Job zu tun!

Je nachdem, was du dir von viel Geld erhoffst – für die einen ist es Freiheit, für die anderen Luxus und für die dritten ist es Sicherheit –, darfst du dich auch hier ganz von dem Ergebnis lösen. Geld kann auf unfassbar viele verschiedene Möglichkeiten zu dir kommen. Du könntest Geld erben, du könntest es geschenkt bekommen, du könntest eine Steuerrückzahlung bekommen, du könntest das, was du dir kaufen wolltest, geschenkt bekommen. Du könntest plötzlich Gegenstände von Wert wiederfinden usw. Und frage dich auch hier wieder: „Wie würdest du dich fühlen, was würdest du tun, wie würdest du „sein", wenn du in absoluter finanzieller Fülle wärst? Wenn jeden Monat 20.000 Euro auf deinem Konto landen würden?"

Für mich war das eine unfassbare Erkenntnis. Als erstes würde ich nämlich meine Wohnung ausmisten, meine Unterlagen sortieren und ich würde mich erstmal einfach nur entspannen. Ich würde zunächst das tun, wofür ich mir vorher keine Zeit genommen hatte. Und witzigerweise hatte das nichts damit zu tun, dass ich mir gleich etwas wahnsinnig Aufregendes leisten würde. Ich würde tatsächlich eher noch mehr Dinge (die ich vorher aus Mangeldenken gehortet hatte – denn eventuell könnte ich das ja nochmal gebrauchen) verkaufen und loswerden.

Und wenn ich so entspannt wäre, dann bräuchte ich auch nicht permanent den Spezialurlaub, denn ich müsste mich ja von nichts erholen, und ich würde dann wahrscheinlich sogar den Backpacking-Abenteuerurlaub vorziehen, denn immer nur Entspannen ist dann auch langweilig.

Aber selbst wenn du dir dann endlich deinen langersehnten Wunsch erfüllen würdest, der tatsächlich an eine Summe Geld geknüpft ist, wie würdest du dich dann fühlen? Was würdest du tun, welche Entscheidungen würdest du treffen, wie würdest du denken, was würdest du dann loslassen? Was würdest du weglassen, was würdest du verkaufen, verschenken usw.?

Gesundheit hat nichts mit ärztlicher Vorsorge zu tun.

Hier vielleicht noch ein letztes Beispiel zum Thema Gesundheit oder Krankheit. Deine Krankheit ist nicht daran geknüpft, welche Pillen du nimmst und welche Ärzte du besuchst, ob du einen Gesundheitscheck gemacht hast oder nicht. Als ich 35 wurde, testete man mich auf den Gebärmutterhalskrebs. Und tatsächlich hatte ich den Virus in mir. Half mir das Wissen darum jetzt? Am Telefon sagte mir die Schwester: „Sie müssen sich das wie einen Herpesvirus vorstellen, Sie haben den Erreger halt jetzt im Körper, aber er muss nicht ausbrechen. Aber bei Ihrem lupenreinen Abstrich brauchen Sie sich keine Sorgen machen.“ Prima! Tatsächlich machte ich mir nun aber Gedanken, was da eventuell in mir schlummern könnte.

Wenn du krank wirst, dann bedeutet das, dass dein Energiesystem im Körper aus dem Gleichgewicht ist. Und keine Pille wird das regeln. Kein Arzt kann das von außen richten. Du allein kannst deine Energien wieder in Balance bringen. Also am Ende hilft dir die verschriebene Ruhe bei einer Erkältung viel mehr, dich wieder in Balance zu bringen, als der Hustensaft. Ja, er kann die Symptome mildern, aber er löst nicht die Ursache für deine Krankheit. Ja, die Erreger haben sich in deinem Körper ausgebreitet und deswegen bist du nun krank. Aber sie konnten sich nur ausbreiten, weil deine körpereigene Abwehr versagt hat. Weil dein Körper zu gestresst von anderen Baustellen in deinem Leben war.

Wunderbar hilft uns da auch die Chakren-Lehre. Je nachdem, wo deine Krankheit auftritt kannst du nach Antworten in dem jeweiligen Chakra suchen. Dabei kannst du das Energiesystem körperlich (durch Körperübungen), emotional (durch Meditationen und Heilreisen) oder mental stärken (durch das Hinterfragen von Glaubenssätzen).

Fragen:

Wo knöpfst du deine Erfüllung an weltliche, materielle Bedingungen (Abschlüsse, Menschen, Job, Körperteile)?

Wie würdest du dich fühlen, wenn dein Thema vollkommen gelöst wäre?

VERLAGERE DIE FÜLLE NICHT AUF MORGEN!

„Deine Gedanken sind unglaublich mächtig. Wähle sie weise aus."
Dr. Joe Dispenza

Unser deutsches System hat ein ganz gewisses Lebensideal etabliert, was sicher viele Jahre seine Berechtigung hatte. Und zwar: Wir arbeiten 40 bis 50 oder gar 60 Jahre sehr fleißig, diszipliniert und stetig, und am Ende haben wir uns ein Polster aufgebaut und genießen im besten Falle unseren Lebensabend. Diese Struktur geht aber immer weniger auf. Zum einen, weil vom Genießen mit 65 oder fast 70 nicht mehr viel übrig bleibt, wenn der Körper zerbricht, und zum anderen, weil Geld keinen stabilen Wert mehr hat. Was Menschen heute als Rente bekommen, kann in 30 Jahren nur noch einen Bruchteil des Wertes darstellen, den wir ihm heute beimessen.

Zu wissen, dass „irgendwann" einmal alles gut wird, ist kein schlechter Gedanke und zeugt von Vertrauen ins Leben. Es kann aber auch eine Ausrede sein. Irgendwann gehe ich mal pilgern, irgendwann mache ich mich auch mal selbstständig, irgendwann will ich auch mal Kinder usw. „Irgendwann" kann ganz schnell zu spät sein.

Ich werde nie vergessen, wie ich am Tisch meiner Eltern saß und wir über eine wunderschöne Ballettaufführung sprachen, als meine Mutter plötzlich in Tränen ausbrach. Wir wussten alle nicht, warum, bis sie schließlich sagte: „Weil ich weiß, dass ich das nie wieder erleben werde." Das war regelrecht herzzerreißend.

Also warum irgendwann? Warum nicht jetzt? Welche Ängste hindern dich daran? Gibt es dafür wirklich keine Lösung? Wie sehr bist du dem nachgegangen? Vielleicht hindert dich genau diese „Ausrede" daran, weiterzukommen.

Frage:

Wo spreche ich von „irgendwann einmal" oder „wenn ich groß bin" oder „wenn ich einmal

Rentner bin" oder „wenn die Kinder groß sind" usw.?

FANTASIEN ERFORSCHEN

„Sie manifestieren, was Sie glauben, nicht was Sie wollen."
Sonia Ricotti

Unsere versteckten und heimlichen Fantasien sind herrlich für unser kleines Sudoku namens Leben. Dort verstecken sich nämlich unsere richtig blinden Flecken. Sexualität kannst du nicht faken. Der Verstand schaltet sich in diesen Momenten aus und unser vermeintlich entwickeltes Bewusstsein lässt unsere tatsächlichen Muster durchblicken. Das, was wir uns sexuell nicht erlauben laut auszusprechen, das, woran wir denken, wenn wir uns selbst befriedigen. Das, wovon wir sinnlich träumen, es aber zu schön ist, um wahr zu sein. Wenn du zum Beispiel in einer Beziehung bist, aber heimlich für jemand anderen schwärmst, dann sagt dir das ganz viel über nicht integrierte Facetten deiner Selbst. Oder wenn du unsterblich, aber unerwidert verliebt bist, dann möchtest du dir dort eine Energie integrieren, die du in deinem Leben aktuell vermisst. Denke daran, wir verlieben uns nicht wirklich in den anderen, sondern in unser eigenes Spiegelbild. Das Objekt deiner Begierde verkörpert aus deiner Perspektive eine Eigenschaft, einen Lebensstil, den du gern auch in deinem Leben hättest. Ich stellte zum Beispiel fest, dass ich mir unfassbar Lebendigkeit in meinem Leben wünschte.

Diese verknüpfte ich mit einem ganz speziellen Menschen, und erst, als mein eigenes Leben so erfüllt und lebendig war, dass ich förmlich überfloss, konnte ich diesen Menschen endlich loslassen und erkennen, dass er gar nicht gut für mich war. Manche Menschen träumen vielleicht davon, andere zu verletzten. Sie wollen Macht über andere, weil sie sich selbst ohnmächtig fühlen. Manche sehnen sich nach einer leidenschaftlichen Affäre, weil ihr eigenes Leben kein Abenteuer mehr ist, weil alles immer gleich ist. Dieses Abenteuer muss man sich aber nicht über Sex holen. Das Leben gibt so viel mehr Möglichkeiten für Abenteuer, Lebendigkeit und Neuland. Was ist deine heimliche Fantasie?

Frage:

Was verraten dir deine Fantasien im überordneten Sinne über deinen eigenen Erfülltheitsstatus? Wie kannst du dir das selbst geben?

11. Gedankenspiele

„Die Energie, mit der du am Morgen startest, setzt den Grundstein für die Energie und den Erfolg deines gesamten Tages."
Laura Malina Seiler

Das Leben ist ein Spiel, und genau so darfst du auch Manifestieren verstehen. Nimm es leicht und befolge immer mal einen Spieltipp, damit du weiter kommst. Deswegen gibt es es jetzt hier für dich meine besten Hinweise.

STELLE FRAGEN UND LASS DIE ANTWORT ZU DIR FLIESSEN!

„In deinem Leben geschieht nichts, gar nichts, was nicht zuerst als Gedanke existiert. Gedanken sind wie Magneten, die Auswirkungen anziehen."
Gott in „Gespräche mit Gott", Band 1, Neal Donald Walsch

Da das Leben dein „Diener", dein Gefolgsmann ist, kannst du es auch verstehen wie deinen besten Freund. Das Leben ist dein bester Ratgeber. Es dient dir, und somit kannst du auch beginnen, aktiv mit deinem Leben zu arbeiten. Frag das Leben, wie magisch es sein kann. Fordere das Leben auf, dir zu zeigen, was du noch nicht siehst. Sag dem Leben, dass du ein Zeichen brauchst.

Manchmal stelle ich dem Universum Fragen, auf die ich gerade keine Antwort weiß. Ich sage sie laut vor mich her und warte dann die nächsten Tage, welche Impulse kommen. Ich fragte schon: „Zeig mir, was Liebe ist, zeig mir, wie sich wahre Liebe anfühlt, zeig mir, wie ich noch mehr genießen kann, zeig mir, was mein nächster Schritt ist usw.“ Manchmal waren es Sätze von anderen Menschen, die eine Antwort bargen. Manchmal wollte ich ein Buch nochmals in die Hand nehmen. Manchmal las ich die Antwort bei Social Media oder hörte sie in einem Film. Lass das Universum für dich arbeiten.

Versuche mit einer maximalen Faszination auf dein Leben zu blicken. Was darf ich hier noch entdecken? Was sehe ich hier noch nicht? Gerade wenn uns Menschen einfach nicht loslassen oder Situationen sich immer und immer wieder wiederholen. Die Frage „Was darf ich hier noch entdecken?“ stelle ich mir tatsächlich oft. Ich versuche sie dann, wenn ich es mit dem Verstand einfach nicht erkenne, wirklich in den Raum zu stellen. Das Leben wird mir die Antwort geben, wenn ich sie nicht forciere.

Fragen:

Welche Frage könntest du an das Universum schicken?

Wie magisch kann mein Leben sein?

Wie geht das leicht?

Wie fühlt sich absolute Fülle an?

Wie fühlt sich Liebe an?

Wie kann ich einen Menschen mehr lieben und ehren?

Wie kann ich kraftvoller werden?

Was sehe ich hier noch nicht?

Was soll ich hier noch lernen?

Bitte schick mir ein unmissverständliches Zeichen!

ROLLENSPIEL

„Du kannst jede Fähigkeit entwickeln, wenn du so handelst, als ob du sie bereits besäßest."
Joseph Murphy

Es ist sehr interessant, sich einmal seine eigenen Rollen im Leben herzunehmen und auf Herz und Nieren zu prüfen. Ich ging einmal mit einer Freundin spazieren. Wir waren total im Flow, entspannt und tiefsinnig. Plötzlich trafen wir einen Kunden von ihr und ich erkannte meine Freundin nicht wieder. Sie war von einem Moment auf den nächsten ein vollkommen anderer Mensch. Natürlich bist du bei einem Kunden weniger privat, achtest vielleicht etwas mehr auf Verbindlichkeit und Seriosität. Das meine ich nicht. Meine Freundin hatte eine andere Stimme, ihr Gesicht verzog sich, ihre Körpersprache veränderte sich, sie redete schneller, höher, lachte (für meinen Geschmack übertrieben) und benutzte sogar eine andere Sprache. Ich fragte sie danach, was gerade passiert war. Sie sah mich verdattert an und wusste nicht, was ich meinte. Sie war der Meinung, vollkommen „normal" gewesen zu sein. Sie hatte die Veränderung noch nicht einmal wahrgenommen. In welchen

Situationen verstellst du dich, nicht im strukturellen Sinne, wo du eine gewisse Rolle verkörperst (Mutter, Chef, berufliche Rolle usw.), sondern wo spielst du Theater? Warum kannst du dich dort nicht frei fühlen? Was befürchtest du? Dazu habe ich ein schönes persönliches Beispiel. Ich hatte auf der Bühne so sehr das Übertreiben gelernt, damit es auch noch die letzte Reihe im Theater verstand, dass das zu meinem „Normal Null" wurde. Es war meine Definition von professionell. Wenn ich nicht vollkommen überspannt war, dann war ich nicht gut. Dadurch wirkte ich aber gekünstelt. Und ich fühlte mich auch nicht gut dabei. Ich hinterfragte das aber nicht, da ich es so viele Jahre eingetrichtert bekam. Hinterfrage gern mal dein eigenes „Professionell". Viele meiner Kunden haben genau dort ihre Muster versteckt. Zum Beispiel: „Professionell ist, wenn ich sofort eine Antwort habe. Professionell ist, wenn ich nicht lache. Professionell ist, wenn ich viel lächle und immer freundlich bin, wenn ich besonders reflektiert bin, wenn ich besonders streng und akkurat gekleidet bin, wenn der Kunde König ist usw." Wenn dein Kunde dein bester Freund wäre – wie würdest du dich mit/bei ihm verhalten? Das ist ein guter Gradmesser. Das Gleiche kannst du auch mit dem Stempel „attraktiv" machen. Was tust du, um attraktiv zu wirken? Inwiefern verlässt du deine Mitte in diesen Momenten?

Fragen:

Wo spielst du Theater? Wie verstellst du dich?

Was bedeutet für dich „professionell sein"?

Was bedeutet für dich „attraktiv sein" und wo bist du dabei nicht mehr in deiner Mitte?

WAS WÜRDE ICH TUN, WENN MEIN THEMA VOLLKOMMEN GEKLÄRT WÄRE?

„Um Realität zu erschaffen, fokussiere dich jenseits des Ergebnisses, als ob es bereits passiert wäre."
Gregg Braden

Wundervoll kommst du dir auch auf die Schliche, wenn du dich fragst: „Was würde ich jetzt tun, wenn mein Thema vollkommen geklärt wäre? Was würde ich dann jetzt, heute tun? Wie würde ich meine Zeit verbringen? Was wäre mir denn dann wichtig?" Da ich ja ein akribischer Erforscher meiner inneren Verstrickungen und Muster bin, stellte ich eines Tages fest, dass ich gar nicht wusste, was ich dann tun würde, wenn ich mein großes Thema geklärt hätte. Ich spürte, dass mich dieses Thema regelrecht nährte, und da erkannte ich, wie ich an dem „Problem" festhielt, denn es diente ja meiner Daseinsberechtigung. Ich dachte voller Entsetzen: „Da würde ich ja aufhören, mich mit all dem Kram zu beschäftigen, ich würde vielleicht Persönlichkeitsentwicklung gar nicht mehr spannend finden, denn ich hätte ja kein Thema mehr, was es zu verstehen und zu erforschen gilt." Crazy absurde Erkenntnis. Nun ja – irgendwann fielen mir dann doch, Gott sei Dank, viele Sachen ein, die ich tun würde.

Mein Drang nach Persönlichkeitsentwicklung war lange Zeit gespeist von der Suche nach Liebe. Beziehungen waren meine persönliche Büchse der Pandora. Ich las alles dazu, erforschte alles zu diesem Thema und fand es unfassbar spannend, meine Familie auf diese Dynamiken zu analysieren. Als ich mir dann die Frage „Was würde ich tun, wenn mein Thema vollkommen geklärt wäre?" stellte, erkannte ich, dass ich mich endlich mal entspannen würde. Ich würde mich wieder mehr auf meine

Freunde besinnen, ich würde viel mehr das Leben genießen, ich würde die Zeit mit meiner Tochter und meiner Familie mehr genießen und mich vollkommen auf das Schreiben konzentrieren. Ich hielt mir immer wieder vor Augen, dass ich Liebe bin und unendlich geliebt bin. Und genau das spiegelte mir dann auch mein Umfeld. Interessanterweise konnte ich dadurch auch nach und nach klarere Grenzen ziehen, denn ich erkannte immer mehr, was nicht Liebe ist, was ich aber dafür hielt. Ich konnte durch dieses Gefühl der inneren Fülle auch endlich Menschen loslassen, die mich vom Erreichen meines Ziels fernhielten, die ich aber energetisch bis dahin noch brauchte, weil sie eben mein Thema bedienten und mich im Drama festhielten. Ich brauchte sie einfach als Spiegel. Ich erkannte, dass ich schwache Männer anzog, weil ich selbst innerlich unfassbar schwach war. Schwach im Sinne, dass ich meine Bedürfnisse unterwanderte, dass ich mit meiner Zeit nicht respektvoll umging, dass ich nicht konsequent mein Ziel verfolgte und mich einlullen ließ, auch wenn mein Gegenüber ganz klar signalisierte und aussprach, dass er ein anderes Ziel hat als ich. Ich dachte innerlich: „Das wird schon noch! Ich kriege ihn schon noch auf meine Seite gezogen." Und wenn man hier ganz genau hinschaut, habe ich meinen Gegenüber sogar als „schwach" erkannt. Denn ich dachte ja, dass ich ihn noch beeinflussen und auf meine Seite ziehen kann. Ich habe ihn nicht in seiner „Königlichkeit" anerkannt, sondern dachte, dass ich besser wüsste, was für ihn gut ist. Ich habe also Ja zu einem schwachen Mann gesagt und wollte ihn zu mir ziehen. Es war ein regelrechter Sport für mich und weckte eine Art Jagdtrieb in mir, wenn jemand Nein zu mir sagte. Später erkannte ich, dass das „Zu-mir-Ziehen" nicht klappt, und ich war enttäuscht und sauer, dass er tatsächlich schwach ist. Natürlich erkannte ich das nicht. Es ist erst im Nachhinein vollkommen klar und logisch. Für diese Erkenntnis brauchte ich fast 20 Jahre.

Die Dynamik in der Liebe ist im Prinzip die gleiche wie mit dem Geld. Erst wenn du dich in Fülle fühlst, kannst du auch loslassen, was dich bisher vermeintlich in Sicherheit gebracht hat. Ich konnte erst entrümpeln (loslassen), als ich mir vollkommen glaubhaft vermitteln konnte, dass ich in Saus und Braus lebe und immer leben werde, damit ich mir keinen Sicherheitsanker bauen muss.

Frage:

Was würdest du tun, wenn dein Thema vollkommen geklärt wäre?

SUCHE AKTIV, WAS DU VERMISST, UND GIB DAVON

„Ich bin verantwortlich für das, was ich sehe."
Gabrielle Bernstein

Wenn du dich ungeliebt fühlst, bestätigst du dich immer selbst und ziehst dadurch Situationen an, wo dir deine Umwelt spiegelt, dass du ungeliebt bist. Und dadurch bestätigst du deinen inneren Glaubenssatz noch mehr. Das führt schnell zu einer Abwärtsspirale. Ich hatte eine Bekannte, die sich immerzu bei einem Freund beschwerte, dass keiner sich für sie interessieren würde. Immer fragten alle nur nach anderen, aber keiner fragte nach ihr. Das tat mir leid, und so fragte ich sie, ob wir nicht mal zusammen essen gehen wollen. Ich fragte sie zweimal hintereinander, wie es ihr geht. Die Essenseinladung lehnte sie ab und auf meine Nachfrage, wie es ihr geht, bekam ich gar keine Antwort. Und da dachte ich: „Stimmt. Sie bestätigt sich selbst in ihrem Leben und in ihrem Glaubenssatz. Sie ist so auf den Mangel programmiert, dass sie die Einladung nicht erkennt oder annehmen kann.“

Was kannst du dagegen tun? Du kannst dich auf Liebe programmieren. Sicher kennst du Dankbarkeits-Tagebücher und die Macht der Dankbarkeit. Genau das kannst du mit Liebe, mit Geld, mit Gesundheit, mit Selbstbewusstsein usw. tun. Suche nach der Liebe in deinem Leben, in deinem Tag. Ganz sicher ist sie da. Suche nach Momenten, wo Menschen liebevoll mit dir waren, wo du nette Worte erhalten hast, wo du gedrückt wurdest, wo dir jemand seine Anerkennung und Wertschätzung gezeigt hat, wenn jemand dich freundlich gegrüßt hat oder dein Herz berührt war. Feiere das ganz bewusst und sage: „Danke – ich bin so geliebt!“ Sage dir diese Momente wie ein Mantra am Ende des Tages auf. Auch wenn es vielleicht in deinen Augen selbstverständlich erscheint von den Leuten, wenn es nicht besonders überschwänglich war, wenn es nur in einem netten Blick zu vermuten war. Feiere es! Tue dies von jetzt an jeden Tag und du wirst dich nach und nach, je nachdem, wie tief dein Tal ist, wie der beliebteste Mensch auf Erden fühlen, auch ohne Partner und ohne Kinder. Versprochen. Gleichzeitig darfst du aber auch den Gegenpol stärken. Gib Liebe! Denn ein Mensch, der sich geliebt fühlt, der Liebe ist, der schenkt auch viel Liebe. Also werde zum Liebesbotschafter. Zeige dem Leben: „Ich bin Liebe, ich habe so unendlich viel davon – ich verschenke sie in jedem Moment!“

Genauso machst du das mit dem Geld. Du suchst die Fülle in deinem Tag. Du dankst dem Universum für jeden Cent auf der Straße, für jeden Rabatt, den du erhältst, für jedes Geschenk, für dein Gehalt oder deine Sozialzuwendungen. Auch wenn das Geld, das du erhältst, nicht reichen sollte – du feierst das „bisschen“ als wäre es eine Million Euro. Immer wenn du Geld ausgibst, sagst du dem Universum: „Danke, liebes Universum, dass ich mir das kaufen darf. Danke für all die Fülle in meinem Leben. Ich bin so gesegnet. Danke, dass ich dem Verkäufer mein Geld geben darf." Feiere die Fülle in deinem Leben! Immer und immer wieder, bis sie sich vollkommen materialisiert.

Wenn du dich krank fühlst, dann suche nach den Dingen, die noch gut gehen. Feiere deine Lungen, die Luft für dich holen. Bedanke dich bei deinem Herzen, das für dich schlägt, bei deinen Beinen, die dich tragen, bei deiner Nase, dass du riechen kannst, bei deinem Mund, dass du schmecken kannst. Programmiere dich auf Gesundheit.

Wenn du gern in eine Liebesbeziehung kommen willst, dann feiere die Beziehungen, die du bereits hast – zu deiner Familie, zu Freunden. Sei unfassbar dankbar dafür, dass sie sich bei dir melden, dass du Kontakt hast, dass du sie triffst, dass sie sich nach dir erkundigen, und pflege auch diese Beziehungen. Melde dich zurück, sei mal der erste, der Vorschläge macht, mache Komplimente, wertschätze sie, interessiere dich für sie, plane Zeit ein für sie.

Genauso machst du es mit Schönheit, mit Wertschätzung, mit Aufmerksamkeit und Selbstbewusstsein. Feiere jedes Schnipsel davon in deinem Leben, auch wenn es noch so gering im Moment ist. Mach es dir selbst schön, wertschätze dich selbst, gib dir Aufmerksamkeit. Und feiere dich dafür, wenn du mal selbstbewusst warst, auch wenn es ein winziger Schritt war. Verteile selbst Zuspruch, Wertschätzung, Aufmerksamkeit und mache dich schön. Empfange aktiv und verteile aktiv.

Ich verspreche dir – DAS ist die Magie!

Also sei nicht nur unspezifisch dankbar, sondern ganz, ganz konkret. Du kannst das auch mit dem Abnehmen machen oder mit Raucherentwöhnung. Wenn du abnehmen willst, dann feierst du dich immer dafür, wenn du statt Schokolade den Apfel gewählt hast, oder für deine wunderschön schlanken Hände, du feierst dich, dass du eine schöne Nase hast oder tolle Haare, du feierst dich für deine wunderschöne Haut oder deine schönen Füße. Fokussiere dich auf Schönheit. Beim Rauchen feierst du dich dafür, dass du gerade nicht noch eine dritte Zigarette geraucht hast, sondern nur zwei, du feierst andere, dass sie es geschafft haben aufzuhören.

Suche dir am Besten einen „Celebration"- und Fülle-Freund! Ich habe eine Freundin, mit welcher ich mich jeden Abend darüber austausche, wofür wir uns feiern, wo uns heute die Liebe begegnet ist und wo die Fülle. Wir erinnern uns daran, wenn einer mal vergessen hat, sich zu feiern. Rückschau zu halten, wird gern für Silvester oder Geburtstage aufgespart. Warum sagen wir uns nur an diesen Tagen, worauf wir stolz und wofür wir dankbar sind? Warum nicht jeden Tag?

Fragen:

Wo ist dir heute die Liebe begegnet?

Wo ist dir heute die Fülle (Glück, Freude, Ausgelassenheit, Dankbarkeit, Stolz, Liebe, Überfluss, Überraschung, Energie, Anerkennung, Leichtigkeit, Frieden) begegnet?

Wo hat dir das Leben seine Potenz, Kraft und Gesundheit gezeigt?

Wie könntest du an dich und an die Welt mehr von dem verteilen, was du dir wünschst?

WÜRDE ... EINE BEZIEHUNG MIT MIR FÜHREN?

„Sie sind ein Magnet. Wenn Sie ein Wohlstandsmagnet werden, ziehen Sie Wohlstand an. Wenn Sie ein Gesundheitsmagnet werden, ziehen Sie Gesundheit an. Wenn Sie ein Liebesmagnet werden, ziehen Sie Liebe an. Wenn Sie ein Freudenmagnet werden, ziehen Sie Freude an. Du musst zum Magneten für das werden, was du willst, um es zu dir zu bringen. Der Magnet kommt zuerst, und die Manifestation ist die zweite. Die Manifestation ist die Wirkung deines Magneten."

Tomaas von Mindbless

Jetzt bekommst du ein wirkliches Geheimrezept. Bei mir hat es unfassbar gute Prozesse in Gang gesetzt, mir immer wieder diese Frage zu stellen. Würde ... eine Beziehung mit mir führen? Die drei Punkte sind genau das, was du dir im Leben wünschst. Würde die Liebe eine Beziehung mit mir führen, würde Gesundheit eine Beziehung mit mir führen, würde Schönheit eine Beziehung mit mir führen, würde die Bühne eine Beziehung mit mir führen, würden Freunde eine Beziehung mit mir führen, würde ich eine Beziehung mit mir führen, würde Geld eine Beziehung mit mir führen?

Deklarieren wir das mal systematisch aus. Beginnen wir mit einem Bereich, den wir von Haus aus schon mit Liebe verbinden – unsere Beziehungen. Du darfst dich fragen: „Würde ich gern eine Beziehung mit mir haben? Würde ich gern mit mir Sex haben?" Wie behandle ich die Liebe? Wie behandle ich geliebte Menschen, auch wenn sie mich in den Wahnsinn treiben? Wie denke ich über geliebte Menschen, wie denke ich über die Liebe? Denke ich, dass Liebe Schmerz bedeutet oder ist Liebe für mich das Großartigste überhaupt? Denke ich, dass alle Liebe haben, geliebt werden, nur ich nicht? Stell dir vor, es gäbe eine Versicherung für Liebe. Im Prinzip machen wir das mit der Ehe. Wir wissen jedoch ganz genau, dass man Liebe weder ansparen noch versichern kann. Liebe ist etwas, was wir täglich praktizieren, oder wir verlieren sie. Du kannst das auch auf Freundschaften, Kollegen und Kunden übertragen. Würde ich mit mir gern einen Ausflug machen? Würde ich gern mit mir ein Bier trinken? Würde ich gern Zeit mit mir verbringen? Bin ich ein guter Freund, Zuhörer, Unterstützer, biete ich genügend Sicherheit und Vertrauen oder muss man Angst mit und bei mir haben? Ist man angestrengt und genervt mit mir? Hätte ich mich gern als Kollegen? Würde ich mir meine Firma anvertrauen? Würde ich gern unter mir arbeiten? Übertrage es auf alle Menschen in deinem Umfeld, mit denen du in irgendeiner Weise in Beziehung stehst und es noch nicht so richtig fließt zwischen euch. Genauso verhält es sich mit dem Geld.

„Würde Geld eine Beziehung mit dir eingehen?“ Wie behandelst du Geld? Wie denkst du über Geld? Denkst du „Immer ist es weg, immer muss ich so hart arbeiten dafür und nie kann ich mir etwas leisten, ich muss ja sparen“? Ist es „geil“ bei dir? Hast du etwas Geiles vor mit dem Geld? Ist deine Vision, dein Leben so kraftvoll, dass das Geld gar keine andere Möglichkeit hat, als zu dir zu fließen, weil du einfach Großartigkeit auf die Welt bringst? Das ist der Grund, warum Menschen, die leidenschaftlich einer Sache nachgehen, in den meisten Fällen auch Geld damit verdienen. Weil sie einfach etwas Großartiges erschaffen.

Fülle ist ein SEIN-Zustand und kein HABEN-Zustand. Erst recht in Zeiten von Inflation, Krieg und Krankheit.

Ich hörte einmal bei Anni Wallstein, dass sehr vermögende Menschen immer große Summen investieren und es immer wieder Punkte in ihrem Leben gibt, wo sie plötzlich kein Geld mehr auf dem Konto haben. Sie wissen jedoch so schnell wieder Geld zu manifestieren/anzuziehen, dass sie im nächsten Augenblick wieder unfassbar vermögend sind. Sie haben keine Angst, große Summen auszugeben. Sie scheuen keine großen, kraftvollen Investitionen. Sie wissen, dass Geld Energie ist. Und falls du jetzt mit dem Argument der sparsamen Menschen daherkommst – ja, in der Tat gibt es sehr vermögende Menschen, die durch Sparsamkeit eine gute Summe auf dem Konto erlangt haben. Aber ist das wahre Fülle? Ist das ein lebendiges, erfülltes Leben? Fühlen sich diese Menschen vermögend und im Überfluss oder haben sie eher Angst, das Geld jederzeit wieder verlieren zu können? Sparen sie dadurch nicht noch mehr und gönnen sich nichts, leben nicht ihr Leben in Freude und Er-Füllung?

Eine große Summe Geld auf dem Konto sagt nichts über das subjektive Gefühl von Fülle aus, sowie eine Ehe ebenfalls nichts über die Liebe zwischen zwei Menschen aussagt.

Würde die Bühne eine Beziehung mit mir führen? Die Bühne kann dabei Social Media sein, eine Speakerbühne, eine Konzerthalle oder einfach ein Vortrag vor vielen Menschen. Du kannst dich fragen, ob du dir selbst gern zuhörst? Ob du dich selbst gern anschaust, ob das Wissen, das über deine Lippen kommt, dich selbst so anfixt, dass du es immer und immer wieder hören könntest? Dein Selbstausdruck ist deine Nahrung. Wenn du die Bühne wärst, wenn du dein Publikum wärst, würdest du dich selbst unfassbar toll finden?

Auch das Thema Gesundheit ist hier wirklich faszinierend. Es gibt Menschen, die sich regelrecht darin baden, wer alles wieder krank ist, wer alles gestorben ist und wie schwer das Leben doch ist. Ich las mal bei Social Media von einer Frau, die meinte: „Der Zeitabstand von 60 bis 80 ist genauso lang wie der Zeitabstand von 20 bis 40. Und wenn ich mir überlege, was ich von 20 bis 40 alles getan habe, dann habe ich ja noch ein ganzes Leben vor mir." Wie sehr ehrst du Gesundheit? Was hast du noch alles vor mit deinem vor Gesundheit strotzendem Körper? Wie sehr lädst du Gesundheit in dein Leben, WEIL du eben noch etwas vorhast, weil du einfach noch Großartigkeit erleben möchtest? Oder wie sehr fokussierst du dich auf den Zerfall deines Körpers und sagst dir deine inneren Wehwehchen auf? Natürlich will dann Gesundheit nicht mit dir in Beziehung gehen. Es ist doch schrecklich, jeden Tag zu hören, wie elend es dir geht und dass du eigentlich nichts mehr vom Leben erwartest. Und ja – wenn dein Körper gebeutelt von Krankheit ist, dann ist das eine Mammutaufgabe. Aber es ist am Ende nicht weniger herausfordernd, als eine Beziehung zu manifestieren, wenn man immer nur Enttäuschung erfahren hat, oder Geld anzuziehen, wenn man bisher chronisch pleite war. Du darfst das bereitstellen, was du dir wünschst, und wenn es nur klitzekleinste Körnchen sind. Lade Gesundheit ein. Preise Gesundheit, fokussiere Gesundheit, beschäftige deinen Verstand mit Heilung, mit Energie, mit Lebendigkeit. Preise deinen Körper für das, was er erfolgreich tut.

Auch ein schönes Beispiel ist das Thema Figur und Schönheit. Gerade Frauen straucheln damit mächtig. Hier finde ich es sinnvoller, Schönheit nicht als eine Person zu betrachten, sondern als eine Energie. Wie sehr lädst du Schönheit in dein Sein ein? Wie hingebungsvoll widmest du dich dir? Wie pflegst du dich, entspannst dich, gönnst dir etwas, preist du deinen Körper? Wieviel Zeit nimmst du dir für Schönheit? Kann Schönheit überhaupt an deiner Seite Platz nehmen oder bist du nur am Rennen und Abarbeiten? Ich bin fest davon überzeugt, dass Pickel nur kommen, wenn wir die entsprechende Körperpartie nicht vollkommen ehren. Wie sehr ehrst du dein Gesicht, dein Dekolletee, deinen Hintern usw.? Wie zärtlich und liebevoll bist du mit den Körperstellen, die du als nicht so schön bewertest an dir?

Was machst du hier energetisch? Du lädst die entsprechende Frequenz in dein Leben ein. Du öffnest dein System für die Frequenz, du erkennst, wo du unterbewusst noch dagegen arbeitest, dass die Frequenz kommen kann. Mega, oder?

Fragen:

Würde Geld Sex mit mir haben? Würde Geld eine Beziehung mit mir eingehen?

Schau ich mich selbst gern an?

Höre ich mir selbst gern zu?

Entspricht meine Sprache dem, wer ich bin?

Entsprechen meine Worte meinem Denken?

Wie denke ich über die Liebe?

Wäre ich gern selbst mit mir in einer Beziehung?

Hätte ich gern mit mir selbst Sex?

Habe ich (noch) eine lebendige Lebensvision?

Wie viel Raum gebe ich meiner Schönheit?

Wie sehr ehre ich meinen Körper bzw. spezielle Körperpartien?

ICH LIEBE DICH, EGAL OB DU DA BIST ODER NICHT

„In dem Moment, in dem wir uns auf die Liebe ausrichten, reagiert das Universum stark. In jedem Moment können wir unsere Geschichte ändern und Ja zu dem sagen, was wir wollen. Sobald wir das tun, liefert das Universum."
Tomaas von Mindbless

„Ich liebe dich" (wofür das „dich" in deinem Falle auch immer stehen mag) lädt die Fülle und die Energie ein, die du dir in deinem Leben wünschst. „Ich liebe Schönheit, egal ob ich sie bereits in meinem Leben habe oder nicht. Ich preise alle schönen Menschen, ich vergleiche mich nicht, ich bin nicht neidisch, ich ehre sie. Ich sage dem Leben damit: das ist eine wertvolle Energie. Und vielleicht habe ich es so (noch) nicht in meinem Leben, aber ich werde es dadurch in meinem Leben etablieren, und es wird noch viel passender und erfüllender sein, weil es zu mir und meinen Lebensumständen passt."

Wenn sich jemand etwas Fantastisches mit Geld gekauft hat, ein tolles Haus gebaut hat, ein schickes Auto fährt, eine großartige Firma aufgebaut hat, dann preise es. Auch wenn du es nicht in deinem Leben hast, ehrst und schätzt du, was derjenige mit diesem Geld kreiert hat, und dadurch wird sich Großartigkeit in deinem Leben kreieren.

Genauso machst du es mit Menschen, die du liebst, die aber nicht bei dir sein wollen oder können. Du liebst, wertschätzt und ehrst sie. Ohne Bedauern, ohne Wehmut, ohne „Ach, es wäre doch so schön" – das erzeugt wieder Sehnsucht und bringt dir mehr Sehnsucht. Wertschätze es in dem Bewusstsein, dass noch etwas viel Großartigeres auf dich wartet, was noch viel besser zu dir passt. Dadurch lässt du die Menschen energetisch frei, es sorgt für Entspannung, und erstaunlicherweise ist das wiederum anziehend und führt dazu, dass sich Menschen wieder zu dir hinwenden.

Wenn alle Welt um dich herum in glücklichen Beziehungen lebt, nur du nicht, dann beäuge sie nicht, dann mache sie nicht schlecht, dann suche nicht den Fehler darin, sondern liebe sie. Freue dich für ihr Glück, freue dich, dass dir das Leben das zeigt, denn genau das willst du doch auch für dich, nur noch passender, oder? Das Gleiche machst du mit Familien mit Kindern, wenn du dir Kinder wünschst.

Wenn Menschen erfolgreich sind, dann feiere sie, dann applaudiere ihnen. Versuche intensiv, das Gefühl der Liebe und Wertschätzung in dir anzuzapfen. Verlasse das „Es ist nicht genug für alle da"-Denken. Du bist eine unendliche Quelle allen Seins. Das Leben zeigt dir lediglich ein Bild dessen, was auch für dich bestimmt ist.

Auch wenn das gerade in meinem Leben (noch) nicht da ist, liebe ich dich dafür, dass du es hast und mir zeigst. Ich danke dir dafür und alles erdenklich Gute für dich!

Wenn du das für dich versuchst zu praktizieren, kann es auch hier passieren, dass dir Glaubenssätze hochschießen, die dir im Wege stehen, in die Wertschätzung zu kommen. Das könnten Erwartungen an Menschen sein: „Ich bin doch deine Mutter oder dein Vater, du hast mir gefälligst Respekt zu zollen oder mich zu unterstützen, wenn ich dich brauche!" Oder: „So viel Geld zu verdienen oder so eine Firma aufzubauen, erfordert unfassbar viel Lebensenergie, das will ich so nicht." Oder: „Um so eine glückliche Beziehung zu leben, muss bestimmt einer von beiden sein Leben aufgeben." Oder: „Um erfolgreich bei Social

Media zu sein, muss ich sehr egozentrisch sein.“ Hier hilft es, Menschen, die erfolgreich das umsetzen, was du dir wünschst, genau zu diesen Punkten zu befragen.

Vielleicht sagt die Mutter ohne Erwartungen: „Ich bin selbst für meinen Seelenfrieden verantwortlich und ich lasse meine Kinder frei. Sie sollen aus freien Stücken in meinem Leben sein und nicht aus Pflichtgefühl, weil mich das am Ende auch nicht glücklich machen würde. Es wäre sonst eine Art emotionaler Handel.“

Der erfolgreiche Unternehmer meldet dir vielleicht zurück: „Meine Arbeit fühlt sich nicht nach Arbeit an, sondern nach Abenteuer.“

Die beiden glücklichen Liebespartner erklären dir: „Ich wollte eine Veränderung noch bevor ich den Partner traf. Es fühlt sich nicht an wie ein Verlust, sondern wie eine neue Möglichkeit.“

Und der erfolgreiche Influencer sagt dir: „Ich liebe es, dass ich Menschen inspirieren und ihnen helfen kann mit meinen Beiträgen. Mag sein, dass es anderen zu viel ist, aber diese müssen mir ja nicht folgen. Meine Feedbacks sagen mir jedoch, dass ich einen wertvollen Beitrag leisten kann, und das motiviert mich jeden Tag, mich vor die Kamera zu stellen.“

Frage:

Wo hat oder ist jemand etwas, was du selbst gern hättest/wärst? Und wo machst du ihn innerlich schlecht dafür oder lehnst ihn ab?

12. Ego

„Wenn du dich mit der Stille in dir verbindest, ist das der Zeitpunkt, an dem du den Wirbel um dich herum verstehen kannst." Stephen Richards

Dein Ego ist deine Angst, dein Ehrgeiz, dein Neid, deine Hilflosigkeit, dein Schulddenken. All diese Momente lösen in dir mehr oder weniger offensichtliche Emotionen aus. Je offensichtlicher sie sind, desto klarer kannst du damit arbeiten. Schwierig sind die versteckten, weggepackten Emotionen. Die Sprache des Lebens ist Emotion. Du ziehst an, wovor du Angst hast bzw. was dir Freude bereitet. Nun könntest du vielleicht sagen: „Ich kriege aber nicht immer mehr von dem, was mir Freude bereitet!" Das liegt immer daran, dass darunter noch eine Angst liegt, die stärker wirkt. Es fällt uns aber oft nicht auf, weil wir die Angst nicht präsent haben. Sie liegt unterbewusst versteckt und wir verstehen und entlarven nicht das Muster.

Deswegen ist Meditation und Achtsamkeit wirklich der Beginn der Manifestations- und Persönlichkeitsreise, weil du dir deiner Emotionen bewusst werden musst. Sonst manifestierst du dir einen Bockmist nach dem anderen. Du musst lernen, deine Emotionen, körperlichen Reaktionen und Gedanken mit einem „gesunden Abstand" wahrzunehmen. Du darfst lernen, Trigger, Schmerzen und unliebsame Erfahrung willkommen zu heißen. Sie bewusst einzuladen. Dich wirklich dafür zu öffnen, auch wenn es unangenehm ist – weil es dir letztendlich „nur" eine Geschichte über dich erzählt, die du jederzeit ändern kannst. Ich weiß, es ist unglaublich, aber du kannst es wirklich ändern. Wenn du einmal den Prozess durchstiegen hast, kannst du dich wirklich immer mehr entlarven und umschalten. Das funktioniert aber nur mit einem sehr wachen, bewussten und ruhigen inneren Beobachter. Solange deine innere Herdplatte noch vollkommen überdreht ist, kommst du nicht in diesen „Beobachtermodus".

Wie erkennst du den wachen inneren Beobachter in dir? Er findet alles als eine „interessante" Ansicht. „Ist das nicht interessant, wie ich hier gerade vollkommen aus der Haut fahre? Ist es nicht interessant, dass ich gerade anfange, mich zu rechtfertigen, mich mit Essen vollzustopfen, oder beginne, innerlich auf den anderen einzustechen?" Solange du nicht den innerlichen Sherlock Holmes in dir anknipsen kannst, solange bist du noch voll identifiziert mit einem Muster in dir, und kannst es auch nicht verändern, denn es erscheint ja als ein Teil von dir. Und da sind wir wieder beim Messer. Das Messer weiß nicht, was es ist. Es weiß nur, was es tut. Alle Muster, Glaubenssätze, Verhaltensweisen usw., mit denen du dich voll identifizierst, sind mit dir verwachsen wie dein Arm. Du hinterfragst nicht, warum deine Gliedmaßen an dir dran sind. Sie sind eben Teil deines Körpers. Deswegen kannst du nur im Beobachtermodus erkennen, was für seltsame Verhaltensweisen du an den Tag legst, von denen du glaubtest, dass sie unwiederbringlich logisch und normal wären.

WO VERMEIDEST DU?

„Der Glaube an dich ist die unsichtbare Kraft, die Unmögliches möglich machen wird und die dich erkennen lässt, dass du so viel mehr bist als dein Ego, dein Körper, dein Name oder dein Beruf."
Laura Malina Seiler

Beginnen wir, unser Ego zu entlarven. Wunderbar klappt das beim Thema Vermeidung. Wo vermeidest du Schmerz oder gewisse unangenehme Situationen und Menschen?

Schmerzliche Erfahrungen sind wie eine vollgekackte Windel. Ignorierst du sie, wird es nicht besser, sondern noch unangenehmer. Ja, es ist nicht nett, die Windel zu öffnen und sie zu säubern, aber danach ist wieder alles frisch und in Ordnung. Je schneller du die Windel wechselst, desto schneller kannst du weitermachen – zum Beispiel dem Baby das Laufen beibringen.

Manchmal halten wir es so, wenn wir mit einem Thema nicht vorankommen, wenn uns immer und immer wieder Schmerz begegnet, dass wir es versuchen auszuklammern. Wir meiden die Menschen oder Orte, wir blockieren bei WhatsApp, wir lassen keine Beziehungen mehr zu usw. Solange du keinen sinnvollen Umgang mit deinen Emotionen gelernt hast, ist das eine Überlebensstrategie, weil uns Emotionen tatsächlich in den Selbstmord treiben können. Sei dir aber bewusst, alles, was du vermeidest, hat Macht über dich. Und zwar eine so große, dass du der Sache oder dem Menschen zutraust, stärker zu sein als du. Du schickst diesem Thema, auch wenn du glaubst es „auszuklammern", unfassbar viel Energie. Es blockiert deinen Fluss, deine Entfaltung, deine Gedanken und letztendlich deine Schwingung. Das, was du vermeidest, ist dein größtes Entwicklungspotenzial. Durch die Angst zu gehen, wird in dir deine größten Kräfte freisetzen, es wird dich unfassbar stark machen, hindurchzugehen.

Du darfst also, wenn Themen aufklappen, wenn es zäh und anstrengend wird, wenn Trigger und unangenehme Gefühle hochkommen, zunächst die Windel öffnen. Es bringt dir keine Punkte, die vollgekackte Windel zu ignorieren und weiter zu versuchen, das Baby zum Laufen zu bewegen. Es bringt dir nichts, die negativen Emotionen und Situationen zu ignorieren und zu versuchen, deine ideale Version anzunehmen und in den neuen Seins-Zustand einzuchecken. Das ist die Fraktion „Du musst nur positiv denken, und schon verwirklichen sich all deine Wünsche". Leider nein. Gerade wenn man schon recht bewusst ist, wird oft dieser Weg gewählt. „Es ist doch alles gut, es geht mir gut, ich bin glücklich und zufrieden, alles ist fein!" Wie gesagt, im Leben geht es nicht darum, glücklich zu sein, sondern darum, lebendig zu sein. Emotionen in ihrer gesamten Palette gehören dazu und sollen gefühlt werden bis zur Haarspitze. Ignorierst und vermeidest du Emotionen, dann drückst du sie in den Schatten. Du siehst sie nicht mehr bewusst, aber sie arbeiten aktiv in deinem Unterbewusstsein weiter, worauf du keinen Zugang mehr hast, und ziehen dort Energie von dir ab, was dir ebenfalls nicht bewusst ist. Ignoriere nicht die vollgekackte Windel!

Also, wenn die Emotionen kommen, dann schaust du sie dir an. Dann macht deine Manifestation sozusagen eine kleine „Pause". Das ist nicht schlimm und Teil des Weges. Du bist quasi gerade auf eine Baustelle gestoßen, die du dir kurz wieder zusammenflicken darfst. Das soll so sein! Du brauchst keine Angst haben, dass deine Manifestation nun von dir wegrutscht, weil du gerade aufgelöst auf dem Sofa sitzt und nicht in einer Licht- und Liebe-Frequenz badest. Glaube mir, die gute Frequenz kommt umso schneller wieder, je konsequenter du dir das unangenehme Thema anschaust, durchfühlst (wie du das machst, beschreibe ich sehr ausführlich in „Das Leben ist dein Spiegel"), was durchfühlt werden will, deine Aufgabe darin erkennst und weitermachst.

Ich beschreibe es auch gern mit einem Flughafen. Du hast dir also nun ein Flugziel überlegt, hast eingecheckt, sitzt im Flieger und landest plötzlich in Bangkok, obwohl du nach Paris wolltest. Oder das Flugzeug hat plötzlich einen Motorschaden und hebt gar nicht erst ab. Dann kümmerst du dich zuallererst um die Emotionen, die da hochkommen, indem du sie durch den Körper lässt, dann behebst du den Motorschaden (du findest deine Aufgabe in diesem Thema) und dann checkst du quasi in eine neue Maschine ein, mit dem Ziel – Paris! Und falls du nun in Bangkok sitzt, schaust du dir dein Bangkok an. Du findest heraus, warum du hier gelandet bist. Was in deiner Frequenz, deinen Glaubenssätzen, deiner Prägung hat dich das falsche Ticket kaufen lassen? Und ja, manchmal landen wir wirklich oft zwischen und lernen viele Flughäfen kennen, nur nicht Paris. Das ist okay. Alles erzählt dir eine Geschichte über dich.

Konkret hast du dir vielleicht als Single den Traumpartner manifestiert und landest eben (noch) nicht bei ihm, sondern erstmal bei einem etwas weniger befriedigenden Partner. Dann schaust du dir diesen Menschen ganz genau an. Du schaust, was er dir über dich erzählt, was er dir spiegelt, was du mit oder bei ihm lernen sollst. Jeder Mensch, zu dem du dich hingezogen fühlst, erzählt dir eine wichtige Geschichte über dich. Du darfst dort lernen. Und entweder ihr entwickelt euch dann gemeinsam in eine wundervolle Zukunft oder du gehst deinen Weg allein weiter. Aber vermeide es, Menschen aus deinem Leben zu reißen, mit denen du noch nicht emotional abgeschlossen hast. Ein Coach sagte mal zu mir: „Eine Ehe, in der noch gekämpft wird, ist noch nicht zu Ende. Solange Krieg herrscht, ist da noch Energie präsent, sind da noch Emotionen verknüpft. Wenn sich ein Paar nichts mehr zu sagen hat, wenn nicht mehr gekämpft wird, DANN ist eine Ehe zu Ende." Oder du manifestierst dir Gesundheit und merkst, dass du nun zwar keine Rückenschmerzen mehr hast, dafür aber Magenschmerzen. Dann findest du heraus, was dir deine Krankheit erzählen möchte. Dazu gibt es wunderbare Lektüre von Rüdiger Dahlke. Oder du hast dir das Traumhaus manifestiert, erhältst erstmal eine Kündigung deiner Wohnung und drohst auf der Straße zu sitzen. Frage dich auch, was dir dein „Bangkok", deine Zwischenlandung, ermöglicht. Was ist der versteckte Vorteil? Was ist dir jetzt möglich, was vorher undenkbar war?

Sei fasziniert und bewerte nicht

Versuche, die negative Bewertung deiner emotionalen Reaktion so schnell wie möglich loszulassen. Verzweifle nicht darüber, dass du einfach immer wieder am falschen Flughafen landest oder dass du immer wieder die gleichen ungewünschten Situationen und Menschen anziehst. Komme in die Faszination dessen, was ist. Denke dir: „Ah, spannend! Ich habe mir wieder etwas kreiert, was ich nicht bewusst wollte."

Suche immer wieder nach deinen ungesehenen Anteilen. Beschäftige deinen Verstand damit, welches Muster dir auf dem Weg nach Paris in die Quere kommt, anstatt dich darüber aufzuregen, dass du in Bangkok festsitzt. Sei so präsent und aufmerksam für die Situation wie möglich. Gehe deine einzelnen Schritte zurück, checke die Manifestationsabfolge, ob du wirklich die Schritte gegangen bist oder beispielsweise wieder versucht hast, zu erzwingen oder zu bestimmen.

Was ist das Geschenk?

Frage dich: „Was ist das Geschenk hier?" Denke daran – das Leben ist immer für dich. Das Leben bestraft dich nicht. Es testet dich nicht. Es reagiert immer regelhaft. Das Leben bewertet nichts. Es beobachtet dich nicht oder sagt: „Oh, jetzt war er oder sie aber so fleißig, jetzt belohnen wir ihn/sie aber mal." NEIN. Das Leben folgt deiner Frequenz. Das Leben ist dein Diener. Du brauchst diese schmerzhafte Situation immer und immer wieder, weil du hier etwas noch nicht erkannt hast, was zwischen dir und Paris liegt. Und das kann wirklich sehr komplex sein. Es kann ein ganz tiefes Trauma in dir sein. Es kann eine Prägung in dir sein, an die du nicht im Entferntesten denkst.

Fragen:

Wo lenkst du dich ab?

Welches Gefühl willst du gerade nicht fühlen?

Was lehnst du gerade aus deinem Leben ab?

Wozu kannst du gerade nicht Ja sagen?

Welche Menschen meidest du schmerzhaft?

Welches Thema, welche Situation oder welcher Mensch fühlt sich so richtig ekelig in dir oder für dich an?

Wenn du nur noch einen Monat zu leben hättest, was würdest du Menschen noch sagen? Wo hast du noch eine „Rechnung" offen?

Was ist der versteckte Vorteil der jetzigen Situation?

Was ist das Geschenk in dieser Situation?

DU BIST NICHT DEIN MUSTER

„Alles ist Energie. Du bist ein Energiemagnet, du ziehst alles zu dir und ziehst dich selbst zu allem, was du willst."
Rhonda Byrne

Eine Kundin rief mich an und meinte: „Anna, ich habe ein Muster in mir erkannt und fühle gerade so viel Schmerz und Frustration in mir. Ich hänge total im Nebel und würde mich jetzt gern am liebsten mit Essen vollstopfen." Ich sagte dann zu ihr: „Super, bedanke dich bei deinem Gegenüber, dass du endlich diese Karte aufgedeckt hast und dass sie dich so in den Nebel katapultiert hat, denn es zeigt dir, dass du diesbezüglich noch superstark mit dem Muster identifiziert bist. Du glaubst, du BIST das. Du bist schwach, du bist unzulänglich, du bist ein Versager usw. Nein! Du bist ein unendliches Bewusstsein. Es ist ein Aspekt in deiner Prägung – nichts weiter. Erkenne, dass du gerade voll in die Illusion der Identifikation gefallen bist. Dass du gerade dein Schöpferbewusstsein verloren hast." Das Menschenspiel ist manchmal solch eine perfekte Illusion, vor allem wenn der Schmerz so stark ist, dass wir denken, wir SIND der Schmerz. Wir sind der Versager, wir sind unwichtig, belanglos, einsam usw. Erinnere dich. Rufe jemanden an, der dich erinnert, dass du gerade voll auf ein Muster fährst. Schreibe dir an deine Pinnwand, um dich zu erinnern: „Ich bin Gott in meiner Welt, ich habe alles erschaffen und kann es wieder umgestalten. Ich muss nicht in Panik oder Frust verfallen. Ich darf erkennen, dass ich gerade vor meiner eigenen Kreation zusammenbreche." Nimm dir Audios auf für genau diese Momente, wo du in die Illusion gefallen bist.

DU BIST GOTT! Du bist Schöpfer. Du hast das kreiert und kannst das jederzeit ändern. Du hast es dir kreiert, um genau das zu fühlen, um genau in diese Angst zu fallen und darin dein Licht zu finden. Lecke deine Wunden, fühle den Schmerz, aber löse dich davon, dass du das Scheitern, die Ablehnung, der Depp, das Opfer oder was auch immer du dich gerade schimpfst, bist. Sieh immer wieder die Aufgabe darin. Sage dir: „Wie spannend, wie grenzgenial bin ich, dass ich glaubte, dass ich diese beschränkte Version von mir bin?" Du bist so unendlich großartig – erinnere dich!

Wenn also die Enttäuschung kommt, dann fokussiere dich nicht auf den Mangel, fühle das schmerzhafte Gefühl, wähle danach sofort wieder neu und frage dich: „Wie will ich mich fühlen?"

Frage:

Wo verfällst du gern in die Illusion, dass du Opfer bist, dass du es niemals schaffst, dass du allein und unwichtig bist, dass dich niemand haben will?

Wo empfindest du selbst Scham oder Schuld?

Wo darfst du dir tief verzeihen?

Wo opferst du dich auf, wo pamperst du deine Umgebung?

Wo gibst du etwas - jedoch mit versteckten Erwartungen an den anderen (im Gegenzug)?

Wo manipulierst du, um Liebe zu bekommen?

JA SAGEN

„Was du über eine andere Person fühlst, was du über eine andere Person denkst oder sagst, was du einer anderen Person antust – tust du dir selbst an. Wenn du ein Urteil oder eine Kritik abgibst, gibst du es auch dir selbst. Gibst du Liebe und Wertschätzung einer anderen Person oder etwas, gibst du sie auch dir selbst."
Rhonda Byrne

Noch so ein gemeiner, kniffliger Punkt ist das „Ignorieren". Was wir gar nicht als solchen erkennen. Wir glauben, wir schicken dem, was wir nicht mehr wollen, einfach keine Aufmerksamkeit mehr, denn wir sind ja schon schlau. Wir wissen, wenn wir darauf fokussieren, dann füttern wir es. Aber Achtung, dass hier nicht dein spiritualisiertes Ego zuschlägt, indem du schlechte Gefühle vermeidest.

Und ja – du hast recht, du darfst deinen Blick weglenken von dem, was dich im Jetzt von deiner Vision wegzieht. Dennoch darfst und solltest du Ja sagen zu dem, was sich dir zeigt. Denn du hast es dir erschaffen, und wenn wir etwas ignorieren, wegschauen, etwas übergehen, wegdrücken, was ungesehen/ ungelöst in uns arbeitet, dann drücken wir es in unseren „Schatten", ins Unterbewusste. Und alles, was im Unterbewussten liegt, kann dort wunderbar sein Unwesen treiben. Es führt zu Krankheiten, unglücklichen Situationen, Menschen, die uns – salopp gesagt – schlecht behandeln. Außerdem läufst du vor deiner eigenen Kreation weg. Vor dir selbst quasi. Nehmen wir einen unangenehmen Menschen als Beispiel. Menschen können uns ja unfassbar triggern. Bei den einen ist es der Liebespartner, bei anderen aber auch der Arbeitskollege oder der Kunde. Nun kannst du versuchen, diese Personen zu meiden.

Aber wie gesagt: du genialer Schöpfer hast dir einen Spiegel geschickt. Der Spiegel sagt: „Schau mich an, ich bin wie du, nur gespiegelt. Erkenne dich endlich selbst." Ignorierst du ihn nun, dann ignorierst du dein eigenes Warnschild sozusagen. Das ist der Grund, warum wir manchmal das Gefühl haben, dass uns immer wieder ein und dieselbe gewisse „Sorte Mensch" triggert oder wir immer wieder das gleiche Beziehungsmuster anziehen.

Genau in diesen Momenten erkennen wir, ob wir es wirklich verinnerlicht haben, dass wir alles um uns herum selbst kreieren. Denn wenn uns jemand so richtig rasend macht, dann kannst du dir es so vorstellen, als ob du dich über dein eigenes „Baby", deine eigene Kreation aufregst. Dein eigenes ICH BIN im Kleide deines Gegenübers. Es ist so eine unfassbare innere Meisterleistung, wenn dich jemand triggert und du dir innerlich applaudieren und sagen kannst: „Wie unfassbar faszinierend ich doch meine eigenen Geschenke verpacke, dass ich nicht mehr erkenne, dass ich es mir selbst geschickt habe!"

Ich hatte mal einen Menschen in meinem engeren Kreis, der immer sehr gerissen an meiner inneren Grenze entlang balancierte. Gerade so, dass meine Werte und Standards nicht vollkommen missbilligt wurden, aber dennoch so „ungenügend", dass es mich auf die Palme brachte. Aber sowas von! Immer gab es „unüberbrückbare" Umstände, die einer verbindlichen Zusammenarbeit im Wege standen. Normalerweise hätte ich ihn gern hart und schroff aus meinem Feld geschmissen. Das tat ich auch des Öfteren. Aber er kratzte immer wieder an meiner Tür und ich spürte auch, dass ich da ein Thema hatte, denn auch mich zog es immer wieder zu ihm hin. Und da fiel mir wieder ein: „Anna, würdest du selbst so mit dir sprechen? Wenn der andere du ist, er deine Kreation, dein „Baby" ist, wärst du dann nicht liebevoll streng?" Ich erkannte, dass dieser Mensch im Prinzip wie meine kleine Tochter war, die ebenfalls gern mal messerscharf an meiner inneren Grenze balanciert, wie das Kinder eben nunmal gerne machen. Er testete mich quasi permanent aus, damit ich endlich lernte, liebevolle, aber klare Grenzen zu ziehen. Er trainierte mich, mich auf der einen Seite nicht einlullen zu lassen und auf der anderen Seite auch nicht hart und kalt zu werden, wenn er meinen Standard nicht erfüllte. Wenn ich das so schreibe, klingt das sehr harmlos. Tatsächlich kostete es mich wirklich zutiefst Selbstbeherrschung, um durch diesen Drahtseilakt für meine Nerven zu kommen. Ich verfiel ultraschnell in das Menschenspiel von „Was für ein schlitzohriges Mistvieh!"

Ein wunderschönes Beispiel ist auch die Geschichte einer Kundin. Sie manifestierte sich einen „Spiegel", der ihre aktuelle Lebenssituation präzise aufzeigte. Sie erzählte mir von ihrem unfassbar unhöflichen und aufmüpfigen Teammitglied. Sie war seine Vorgesetzte, und bei jeder Möglichkeit boykottierte er sie. Als wir dann miteinander arbeiteten, stellte sich heraus, warum er das machte. Er ist genervt von seiner aktuellen Position und wünscht sich mehr kreativen Spielraum. Und plötzlich fiel es ihr wie Schuppen von den Augen. Sie wünschte sich nämlich genauso viel kreativen Spielraum. Nur dass sie die Zähne zusammenbiss und auf die nächste Beförderung hinarbeitete, und er eben seinen Unmut laut herausblies. Interessanterweise schickte der Körper meiner Kundin ihr dann die verrücktesten Warnzeichen, weil sie ihr System überlastete (von Magen-Darm bis Lähmungserscheinungen war alles dabei). Sie hatten also beide das gleiche Thema, nur dass er darüber explodierte, während sie implodierte und die angestaute Energie in den Körper drückte.

In meinem Buch „Das Leben ist dein Spiegel" erkläre ich sehr ausführlich die Spiegelgesetze und wie du dadurch deine Trigger entlarven kannst. Hier möchte ich nur noch einmal so viel sagen: Wenn du ungute Gefühle, Aufreger, Unruhe oder Ängste wegdrückst, werden sie dir einfach immer wieder auf deinem Manifestationsweg in die Quere kommen. Denn das Leben möchte dir deinen Weg ebnen, aber es sagt dir durch den Trigger: „Schau, der steht dem Ganzen noch im Wege, wenn du den nicht geklärt kriegst, bleibst du hängen."

Bei meiner Kundin könnte man jetzt so sagen: Wenn sie keinen konstruktiven Weg findet, ihre kreative Ader ausreichend auszuleben, dann wird ihr Körper dafür sorgen, dass sie die Beförderung zum kreativen Posten niemals erreichen wird.

Öffne dich für die Penetration deines Lebens!

Starke Menschen öffnen sich für das Leben, sie lassen sich penetrieren, sie meiden nicht und kämpfen nicht dagegen an, sie erzwingen nicht eine Situation, die offensichtlich nicht sein soll. Sie können mit allem umgehen, denn sie wissen, dass das Leben immer ihr „Baby" ist. Du musst keine Angst vor dir selbst haben! Schau in den Sturm, gehe durch die Angst, sage dir, dass du das halten kannst.

Die verknüpfte Emotion mit einem gewissen Umstand zeigt dir einfach nur, dass du da noch ein Thema hast, das zwischen dir und deiner Manifestation sitzt. Schau es dir an! Die verknüpfte Emotion bestätigt das Thema und somit manifestiert es sich immer wieder neu. Durch Aufregen, Ärger, Wut, Meinungen und Bewertung sagst du dem Leben quasi: „Gib mir mehr davon, ich fühle hier noch so viel!" Das Leben bewertet nichts, es steht hinter dir, nicht über dir. Es reagiert absolut regelhaft. Emotionaler Ausschlag gleich Lebendigkeit gleich Leben. Also löse dein Thema hinter dem Thema und damit die emotionale Verknüpfung, erst dann wird dir das Leben nichts mehr davon schicken.

Ein wundervoller Satz ist auch immer wieder: „Was dich trifft, betrifft dich!" Also lauf nicht weg. Lerne, mit den unguten

Gefühlen umzugehen und sie zu lieben. Lerne, die Drachen in dir zu reiten.

Der Unterschied zwischen Ja-Sagen und Grenzen-Ziehen.

Aber was ist nun der Unterschied zwischen „Ich sage Ja zu dem, was ist" und „Ich fokussiere mich auf das, was ich nicht will"? Denn den unerwünschten Trigger wollen wir ja auch nicht.

Zum einen erkennst du es an der Häufigkeit des Themas. Wenn ein Thema immer und immer wieder aufkommt, dann ist es dein Thema!

Wenn du eine emotionale Reaktion dazu spürst, wenn zum Beispiel Wut, Angst oder Wehmut hochkommt, dann ist es auch deine Baustelle. Filme können uns da zum Beispiel sehr helfen. Meine Tochter schaut immer mal Märchenfilme an, und an den verrücktesten Stellen kommen mir auf einmal die Tränen – sofort frage ich mich, was da in mir berührt wurde. Emotionale Reaktionen sind sozusagen dein Volltreffer für ein ungesehenes Muster in dir.

Oder du hast vielleicht jemanden in deinem näheren Umkreis, der dich immer wieder innerlich aufregt. Er triggert dich. Da hast du schon deine Antwort! Du vermeidest nun Treffen mit ihm, und einen Monat später triffst du wieder einen Menschen mit einem ähnlichen Auslöser. Das ist für dich das Signal, dass du ein energetischer Magnet für dieses Verhalten bist. Es nützt hier also nichts, diese Menschen zu meiden, sondern hier liegt eine Aufgabe für dich. Es kann die Aufgabe sein, deine Wahrheit zu sprechen, aktiv Nein zu sagen, oder aber mal genau bei dir zu schauen, wo du selbst dieses Verhalten an den Tag legst. Ein gutes Maß ist: „Passiert dir ein Umstand zweimal hintereinander, kann es Zufall sein. Spätestens jedoch nach dem dritten Mal ist es ein Muster in dir!"

Anders ist es mit Themen, wo sich zum Beispiel gesellschaftlich viel drüber ausgetauscht wird und du innerlich denkst: „Ich will mich eigentlich gar nicht damit beschäftigen, aber ich werde da gerade hineingezogen." Zum Beispiel Krieg, Corona, Inflation, Religion, Lästereien und so weiter. Das sind dann gern Ablenkungen, die nicht aus einem inneren Muster heraus kommen, sondern aus einem „Ich habe nicht bewusst Nein gesagt". Nein zu dem Gespräch, zu den Medien, zu den Nachrichten oder zu dem Thema. Du spürst es daran, dass es dich nicht sofort ansticht, sondern, dass eine latente „Unlust und Unzufriedenheit in dir hochkriecht. Du kannst nicht mehr der Freude folgen, weil um dich herum zu viel negativer Einfluss ist. Dort solltest du beherzt aussteigen und loslassen.

Gern passiert das bei Familienfeiern oder in größeren Gruppen. Da entsteht dann meistens eine Eigendynamik, die schwer von einem Einzelnen zu durchbrechen ist. Entweder schaffst du es, die Themen wieder „energetisch" wertvoll zu gestalten, oder du solltest dich zurückziehen. Lästern, jammern (Neid), überanalysieren (nicht im Hier und Jetzt sein, nicht genießen) und dich betäuben (vermeiden, ablenken) sind 100%ig Umwege zu deiner gewünschten Identität.

Achte auch immer stärker auf deinen Medienkonsum. Gerade abends und morgens ist unser Unterbewusstsein aktiver als tagsüber. Ein Film über Krieg und Angst am Abend ist für dein Energiesystem wie eine Schokoladen- & Alkoholorgie für deinen Körper. Komplettes Zumüllen.

Fragen:

Wo verfällst du in die Illusion, dass der andere Macht hat?

Wäre der andere dein eigenes Kind, wie würdest du ihm gegenüber liebevolle, aber klare und konsequente Grenzen ziehen?

Wo solltest du bewusst meiden und wo darfst du dich stellen?

VERZEIHEN UND SCHULD

„Der Mensch ist nur das Produkt seiner Gedanken. Was er denkt, wird er."
Mahatma Gandhi

Das Verzeihen ist ein wichtiger Schritt in der Manifestation, denn auch da verfallen wir so sehr in die Illusion, dass etwas mit uns „passiert" ist, was wir nie mehr verzeihen können. Ich selbst hatte dieses Thema mit einem Mann, wo ich tief in mir spürte, dass ich ihm niemals verzeihen könnte, dass einfach zu viel Schmerz passiert ist. Ich konnte verstehen, wie es dazu kam, ich konnte seinen und meinen Anteil erkennen, ich konnte erkennen, was ich daraus gelernt habe, wie ich mich daraus entwickelte hatte, aber ich spürte in mir dennoch den Satz: „Ich kann dir das niemals wirklich verzeihen. Damals ist so viel in mir zerbrochen, und ich weiß nicht, ob ich das jemals ausheilen kann." Ich fühlte mich elend und zerstört. Ich fühlte mich für immer verdorben und unfähig, jemals gesunde Beziehungen einzugehen, weil mein Vertrauen so missbraucht wurde. Und dann erkannte ich: „Annalein, du machst dich gerade zum Opfer! Natürlich kannst du verzeihen, du hast es doch erschaffen. Du hast dir das kreiert. Du hast dir genau diesen Blockbuster manifestiert und allen Beteiligten dein Drehbuch in die Hand gegeben. Und sie haben ihre Rollen so perfekt gespielt, dass du wieder in die Illusion gefallen bist, dass du dachtest, etwas *passierte* mit dir. Verzeihe dem anderen, denn du drehst dich in deiner eigenen Spule." Und in diesem Moment floss wieder Energie durch mich, in diesem Moment war ich wie befreit aus meiner Enge und Verzweiflung. Ich brauche am Ende auch gar niemandem zu verzeihen, sondern ich kann sagen, dass ich mir da einen perfekten Film vor Augen hielt, der mir eine gewisse Erfahrung gab, die mich zu dem gemacht hat, wer ich heute bin. Wie soll ich lernen, was Vertrauen wirklich bedeutet, wenn ich nie enttäuscht wurde? In diesen Jahren habe ich gelernt, mir selbst bedingungslos zu vertrauen. Ich bin kein Opfer, sondern ich wollte lernen, meine schmerzlichen Muster aufzubrechen, damit ich endlich ein kraftvolles und freies Leben leben kann. Und glaube mir – bei mir war viel kaputtgegangen. Kein Stein lag mehr auf dem anderen. Aber ohne diesen katastrophalen Zusammenbruch wäre ich niemals kraftvolle Schritte gegangen. Ich musste wirklich erst mit dem Rücken zur Wand stehen, bis ich verstand, dass ich in die falsche Richtung lief, und zwar mit vollster Überzeugung. Es musste so kommen, und der andere war nur ein perfekter Darsteller für mein inneres Drama.

Du darfst also den anderen aktiv „ent-schuld-igen", aber auch dich selbst. Gerade Menschen mit einem hohen Verantwortungsbewusstsein tragen meist eine hohe Bring-Schuld in sich. Auch hier ertappte ich mich, als ich begann, stärkere Grenzen zu ziehen. Ich fühlte mich überdimensional verantwortlich für Familienmitglieder, die nicht meine kleinen Kinder waren, oder für Liebespartner. Aber es kann dir auch im beruflichen Kontext passieren, dass du unverhältnismäßige Verantwortung für Projekte oder eine Firma übernimmst, die gar nicht „dein Eigentum" sind. Immer wenn du einen überhöhten Beschützerdrang entwickelst, darfst du dich mal ganz genau hinterfragen, wo dieser seinen Ursprung findet und warum du nicht loslassen kannst. Wenn wir in unserer Kindheit nicht genügend Sicherheit gespürt haben, aus welchen Gründen auch immer, kann es passieren, dass wir zu früh Verantwortung für uns oder einzelne Familienmitglieder übernehmen mussten, manchmal sogar für unsere emotional instabilen Eltern, und dies führt dann zu einem übermäßig ausgeprägtem Retterdrang. Dieser wiederum sorgt gern dafür, dass wir übergriffig agieren. Dass wir uns in fremde Angelegenheiten einmischen, dass wir denken ohne uns ginge gar nichts mehr. Oder dass wir andere bevormunden.

Löse dich also von falschen Verantwortungen und „ent-schulde" dich selbst von dieser Last.

Fragen:

Wo glaubst du, nicht verzeihen zu können?

Wo kannst du nicht loslassen?

Wo bist du übergriffig?

Wo mischst du dich in fremde Angelegenheiten ein?

Wo fühlst du dich über die Maßen verantwortlich?

Wo darfst du dir verzeihen und dich bei dir selbst „ent-schuld-igen"?

DEIN OFFENES HERZ

„Das Unzufriedene und die Frustration, die du fühlst, ist vollständig deine eigene Kreation."
Stephen Richards

Im Herzen hat das Ego keinen Zugriff.

Wie ich im vorherigen Kapitel beschrieb ist es manchmal nicht einfach, jemandem zu verzeihen oder sein Verhalten zu entschuldigen. Intellektuell haben wir vielleicht verstanden, warum der andere tat, was er tat. Wir verstehen vielleicht sogar, warum es für unsere Entwicklung einen Mehrwert brachte. Aber wir sind dennoch kalt und verschlossen mit der Person.

Das Ego ist immer mit deinem Kopf verknüpft. Solange du mit deinem Kopf arbeitest, kann dein Ego immer zuschlagen. Zu deinem Herzen hat die Angst keinen Zugang. Sobald eine herausfordernde Situation in dein Leben tritt, darfst du, nachdem du dich gut um deinen Schmerz gekümmert hast, dein Herz öffnen. Im Herzen herrschen keine Angst und Verurteilung. Dein offenes Herz kann dir jeden Konflikt auflösen. Frage dich immer, was würde die Liebe tun? Wenn du dich also angestachelt fühlst von einer gewissen Gegebenheit oder Worten eines anderen, dann komm in den Körper, fühle dein Herz. Es reicht, wenn du dein Herz berührst, dir deine Hand auf die Brust legst. Was würde mein Herz jetzt tun? Komm ins Mitgefühl, sieh die Unschuld im anderen, sieh seine Emotionen und seine Verletzlichkeit, bestätige seine Gefühle, öffne dich für den Schmerz des anderen. Geh raus aus dem Kopf, höre auf zu bewerten. Stoppe dein persönliches Streben mit der Person und der Situation. Mit einem offenen Herzen hat das Ego keinen Zugriff mehr, und die Angst und all ihre Kleider (Vermeidung,

Verurteilung, Wut) können gehen. Ein offenes Herz bedeutet nicht, dass du keine Grenzen mehr ziehst oder deine Werte und Standards untergräbst. Es bedeutet, dass du den anderen loslässt und nichts mehr auf ihn projizierst.

Fragen:

Wo gibst du anderen Schuld? Ist das wirklich zu 100 % wahr? Hast du wirklich die volle Information? Weißt du, was der andere fühlt, denkt, was ihn bewegt, wie er aufgewachsen ist usw.? Und hast du wirklich null Anteil an dieser Situation?

Bei welchen Menschen kannst du dein Herz nicht öffnen?

LADE DEIN EGO ZUM DAMPFABLASSEN EIN

„Mitten im Winter erfuhr ich endlich, dass in mir ein unbesiegbarer Sommer steckte."
Tomas von Mindbless

Das Ego zum Dampfablassen einzuladen, ist ein super Tipp für alle Menschen, die schon sehr reflektiert sind, wozu ich dich, wenn du dieses Buch liest, definitiv zähle. Unser Ego ist so raffiniert, so schlau … es hat mittlerweile verstanden: „Ah, meckern hilft nichts, wir sind ja jetzt bewusst. Deswegen tarnen wir die Angst oder die Wut." Ego ist etwas, was immer da ist. Es entwickelt sich mit dir immer weiter. Es ist wie ein eingebauter

Schutzmechanismus, der darauf getrimmt ist, dich immer zu beschützen. Es hält quasi immer das Schild hoch, ob du es nun siehst oder nicht. Es folgt dir zwar und wächst mit dir, aber jede Schutzmauer wird irgendwann zu klein, wenn die innere Stadt wächst. Und wenn du dich schnell weiterentwickelst, kannst du diese Mauer täglich „versetzen".

Also, was machst du jetzt, um diese innere Mauer immer wieder zu erkennen? Du gehst mal so richtig abkotzen. Klingt verrückt, nicht wahr? Ja doch, tue es. Lass mal alles so richtig raus. Geh in den Wald und brülle, haue auf ein Kissen, rege dich innerlich mal so richtig auf, hacke mal gedanklich bewusst ordentlich auf deinen Triggerkandidaten ein. Mache das für dich und niemals nie vor anderen. Mache es vollkommen hemmungslos. Du brauchst keine Angst haben, dass du aus diesem Modus nicht mehr rauskommst oder dass er dich auf die falsche Fährte führt. Es ist wie eine köchelnde Suppe, die zu viel Dampf hat. Du musst den Dampf ablassen, sonst explodiert der Topf irgendwann. Du tust dieses „Abkotzen" also ganz bewusst. Ich setze mich wirklich hin und sage zu mir: „Ok, kleine bockige Anna, was ist los? Was kotzt dich an?" Oder ich sage: „Ok, kleine süße Anna, was belastet dich? Ich merke doch, dass du Druck auf der Brust hast. Was ist los? Lass es raus, ich bin jetzt da und höre dir zu." Manchmal schreibe ich Briefe an Menschen, die ich niemals abschicke, einfach, um mir Luft zu machen. Wenn du dir über die Tatsache bewusst bist, dass du das jetzt tust, um Dampf vom Kessel zu nehmen und um dann wieder Kraft zu haben, in die Liebe und in die Reflexion zu kommen, dann schadet dir dieses Dampfablassen auch nicht. Im Gegenteil – es befreit dich, denn ansonsten drückst du diese Wut und Trauer wieder in den Schatten, ins Unterbewusstsein, und dort arbeitet es so vor sich hin und steht dir immer im Wege. Dann lieber ganz bewusst und offen auf dem Tisch, dass du es dir danach anschauen und wieder das Geschenk darin erkennen kannst.

Das ist übrigens die höchste Form der Selbstliebe, vollkommen Ja zu allem zu sagen, was da so in einem jammert, kocht und brodelt. Streichle dich, gib dir recht, sage: „Ja, das ist verdammt schmerzhaft" oder „Ja, das tut mir unendlich leid für dich" oder „Ja, das hast du nicht verdient" oder „Ja, das war sehr unfair". „Be-eltere" dich, sei dein eigener Unterstützer. Sei vollkommen auf deiner Seite, versuche jetzt hier nicht, „bewusst" oder spirituell zu sein. Sei einfach da für dieses kleine, innere zerfetzte und jammernde Etwas in dir.

Frage:

Wo zwingst du dich, über die Maßen „erleuchtet" zu sein?

NEID

„Wenn Neid in dir aufsteigt, reicht dir das Leben eine Menükarte"
Anna Lichtenstein

Neid ist etwas Herrliches. Wirklich! Denn du erkennst dabei so klar, was für dich bestimmt ist. Es ist letztendlich nur ein Zeichen vom Universum, das dir sagt: „Bitte schön, das ist für dich, aber du manifestierst dir gerade noch etwas anderes." Das Leben zeigt dir quasi gerade eine Menükarte, aus der du wählen kannst. Sobald du also so ein knittriges Gefühl von Vergleich,

Konkurrenz und Neid in dir spürst, dann ertappe dich sofort! Erkenne: „Aaaah ja! Das soll auch für mich so sein. Da wird mir etwas Schmackhaftes gezeigt, was ich mir bisher nicht erlaubte, auch für mich zu beanspruchen oder zu bestellen. Mein kleiner beschränkter Verstand glaubt, dass er das nicht haben darf. Aber ich bin ja Gott, ich darf alles haben. Also schaue ich mir an, was mir da so beim anderen das Wasser im Munde zusammen laufen lässt. Ich möchte auch so viel Aufmerksamkeit, so viel Geld, so gut bei anderen ankommen, so eine Beziehung, so wild rumknutschen, so frei meine Weiblichkeit zeigen, so einen tollen Körper haben, so einen kreativen Job haben und so weiter."

Feiere den anderen dafür, dass er bereits das lebt, was du gern hättest, denn dadurch checkst du quasi in die Frequenz des Gewünschten ein. Solange du den anderen niedermachst, dich aufregst über ihn, Fehler beim anderen suchst, dir denkst: „Naja so extrem würde ich das niemals tun", trennst du dich quasi von deiner inneren Bestellung. Das Leben sagt dann: „Ok, will er oder sie also doch nicht haben, schade. Zeigen wir ihm diese Menükarte ein andermal, wenn er vielleicht etwas weiter ist."

Neid tarnt sich auch gern in vermeintlicher Ablehnung, also einem Trigger. Wie ertappst du dich dennoch? Frage dich, was der versteckte Vorteil für den anderen ist, sich so zu verhalten. Welche Vorteile zieht er aus seinem Verhalten, die ich mir quasi selbst verwehre? Mache deinem inneren Gott nichts vor. Ertappe dich!

Dadurch erkennst du auch den Unterschied zwischen berechtigter Kritik und Neid. Berechtigte Kritik hinterlässt keine starken Emotionen. Du kannst ruhig und sachlich bei deiner Kritik bleiben und musst auch im Nachhinein nicht mehr ständig darüber nachdenken. Du hast in den meisten Fällen – es sei denn, du hast Verantwortung für den anderen – gar nicht das Bedürfnis, Kritik zu üben. Was gehen dich die Angelegenheiten des anderen an, wenn du nicht explizit nach Feedback gefragt wurdest?

Ein gutes Beispiel ist die Geschichte einer Kundin. Sie sagte mir, dass es sie massiv triggerte, dass eine Kollegin sich so bei ihrem Chef „einschleimte". Immer verschleierte besagte Kollegin die Probleme und sprach nur das Gute an. Dadurch war sie natürlich auch jedermanns Liebling und auf der Beförderungsliste ganz oben. Der versteckte Vorteil für die Kollegin war klar. Ich fragte meine Kundin, ob sie einen besonderen Anspruch hätte, sehr kritisch zu sein. Ob ihr inneres Professionell ihr indoktrinierte, auf die Probleme zu fokussieren, das Glas immer halb leer, statt halb voll zu sehen. Und tatsächlich traf ich damit ins Schwarze. Es bedeutet nicht, dass meine Kundin jetzt die Welt durch die rosa Brille betrachten und die Augen vor den Herausforderungen verschließen soll. Aber sie darf sich durchaus auch auf das Positive konzentrieren, mehr loben, mehr positive Ausblicke geben, Probleme als Veränderungsprozesse zu Wachstum betrachten und in ihrer Sprache generell wachstumsorientierter sprechen, statt problemorientiert.

Fragen:

Worauf bist du neidisch? Warum gehst du nicht selbst diesem Ziel entgegen? Warum traust du dich nicht, genau das zu leben?

Wo echauffierst und empörst du dich (auch wenn du es lediglich innerlich tust)?

Was ist der Vorteil deines Triggerkandidaten, sich so zu verhalten, und wo versagst du dir diesen Vorteil für dich selbst?

FEIERE DEINE EMOTIONEN

„Du kannst der Realität ausweichen, aber nicht den Konsequenzen, die daraus folgen."
Ayn Rand

Warum ist es so wichtig, sich seinen Emotionen zu widmen? Ich beobachte in meinen Coachings zwei Tendenzen bei Menschen. Die einen, die ihre Gefühle aus Angst unbewusst ausklammern. Die für sich so stark konditioniert haben, immer nur stark sein zu dürfen, dass es gar keine andere Option gibt, als seine negativen Gefühle zu unterdrücken. Meistens zerbricht der Körper daran und man entwickelt dramatische Krankheiten, denn die Energie muss ja irgendwohin. Du kennst es vielleicht aus dem Physikunterricht. Energie verschwindet nicht einfach – sie wandelt sich lediglich in eine andere Form um. Und nun nehmen wir mal die heftig geladene Energie von Wut. Dieses Gefühl hat so eine immense energetische Kraft. Wenn wir diese nicht rauslassen und lösen, setzt sie sich in unseren Zellen fest. Genau das Gleiche passiert mit Trauer, Eifersucht, Angst und Sehnsucht.

Und dann gibt es noch die besonders „Bewussten", welche ihre Gefühle aus der Befürchtung heraus wegdrücken, dass die vermeintlich negative Emotion ihre „Schwingung" und ihre Entwicklung blockiert. Die Befürchtung gründet sich aus der „Positiv Denken"-Strömung in der Persönlichkeitsentwicklung. Du musst nur positiv denken und schon kommst du in ein höheres Bewusstsein. Und ja, positive Gefühle sind essenziell für die Entwicklung seiner Selbst. Positive Gefühle sorgen für eine höhere Schwingung und setzen den Magnetismus in Gang. Wenn darunter jedoch noch eine brodelnde Angst oder eine unterdrückte Trauer liegt, kann sich deine Manifestation einfach nicht erfüllen. Egal, was du nun „aussäst", für dich manifestieren willst. Es ist energetisch nicht frei, wenn darunter eine unterdrückte Emotion liegt. Seine Gefühle anzunehmen und zu fühlen – Emotionen gleich Gefühl in Bewegung – bedeutet Selbstakzeptanz. Und nur durch die Akzeptanz all deiner Anteile, all deiner Schmerzen und Persönlichkeitsfacetten kannst du auch Selbstliebe entwickeln. Ohne Selbstliebe auch kein Geldfluss, keine erfüllende Partnerschaft und kein gesunder und schöner Körper.

Was passiert, wenn wir uns selbst und unsere unschönen Gefühle nicht akzeptieren?

Wir gehen davon aus, dass wir nicht genug sind – erinnere dich: Mangeldenken! Dadurch treffen wir Entscheidungen aus Mangel, die zu mangelhaften Ergebnissen führen. Wir „versuchen", diesen Mangel auszugleichen, und senden gleichzeitig mehr davon aus. Bestes Beispiel ist hier nochmals meine Tendenz zum Horten von Dingen. Ich hob alles auf, weil ich dachte, dass ich es irgendwann eventuell noch gebrauchen könnte, anstatt Platz zu schaffen, Luft zu lassen, Neues kommen zu lassen und mich energetisch zu entrümpeln. Sich nicht selbst zu akzeptieren, führt dazu, dass wir denken, wir sind in irgendeiner Weise ungenügend, und projizieren unsere Erfüllung ins Außen. Die Magie findet aber immer nur in uns selbst statt. Fülle in sich zu finden, beginnt damit, seine Unvollkommenheit in sich zu akzeptieren und immer mehr zu lieben. Wie könntest du also beginnen, JEDEN Aspekt von dir zu akzeptieren – geheilt oder nicht geheilt, schwach oder stark, bewusst oder unbewusst? Wie kannst du dir selbst mehr Vergebung und mehr Akzeptanz in allem zeigen, was du bist und was du tust? Wie könntest du überall auf diesem Lebensweg sanfter mit dir selbst umgehen? Je mehr du dies tun kannst, desto mehr befruchtest und ehrst du die Schönheit, die in dir liegt. Und desto mehr erlaubst du dem Leben, es dir wieder zu reflektieren.

Seine Emotionen zu ehren, ist pure Selbstliebe.

Gehe staunend mit deinen Emotionen um. Sei fasziniert von deiner Wut, deinen Tränen, die dich so intensiv mit dir verbinden. Sei unfassbar zärtlich mit dir in Momenten der Trauer. Fühle das rasende Gefühl der Angst in dir und sei erstaunt, wie schnell du in die Illusion gefallen bist. Fühle dein Herz klopfen, spüre die Intensität deines Körpers. Spüre die Kraft deiner Wut in dir pulsieren. Spüre deinen Körper, der das so fantastisch für dich macht, der dir dieses Gefühl schenkt und dir zeigt, dass da Leben in dir ist. Spüre, wie dein Körper so laut wird, dass dein Kopf in den Nebel fällt. An unseren Emotionen erfahren wir, dass der Kopf der Diener ist, nicht der Bestimmer. Denn wie oft haben wir schon in der Wut Worte ausgesprochen, die wir danach bitter bereuten. Oder wie oft hatten wir Angst vor Dingen, über die wir im Nachhinein lachen mussten. Wie oft haben wir um etwas getrauert, was uns gar nicht guttat. Wir beschuldigen dann fälschlicherweise die Emotionen, die uns übermannt haben. Aber tatsächlich hatte der Kopf einen Film am Laufen. Er hat uns eine Geschichte über uns erzählt, dass wir Opfer sind, dass wir ausgeliefert sind, dass wir hilflos sind, und hat uns zu diesen Handlungen geführt. Das Gefühl in seiner Reinheit hat nichts im Außen verändert, es hat uns lediglich eine körperliche Erfahrung geschenkt. Zugebenen: eine intensive, überfordernde, rasende – aber nur deswegen, weil der Kopf Alarm schlug, uns einredete, dass wir nicht wissen, wie wir mit diesem Gefühl umgehen sollen. Der Kopf denkt dann tatsächlich, wir sterben gleich. Und ja, als Baby wärst du vielleicht tatsächlich gestorben, wenn du nicht geschrien hättest, als du Hunger hattest. Aber jetzt sind deine Emotionen „lediglich“ eine körperliche Erfahrung. Und zwar eine, die das Leben unfassbar spannend und bereichernd macht. Was wäre das Leben, wenn wir nichts mehr fühlen würden? Also liebe deinen Schmerz. Liebe dich in diesem körperlichen Gefühl. Widme dich so hingebungsvoll diesem Gefühl, wie du nur kannst, und lass den Körper seine Arbeit machen. Töne, schreie, schlag auf ein Kissen ein, streichle dich, singe für dich, lass die Tränen fließen, atme in den pulsierenden rasenden Schmerz in deiner Brust rein. Lass das Analysieren und Bewerten. Lass den Körper seine Arbeit tun und lass den Schmerz deinen Körper durchschreiten. Wie eine Wehe, die durch deinen Körper geht. Es ist wirklich so „einfach".

Tue dies niemals vor anderen, sondern immer für dich allein oder mit einem Menschen, für den du dich nicht verantwortlich fühlst und der sich ebenfalls nicht für deine Emotionen verantwortlich fühlt. Denn es kann für andere erschreckend oder zerstörerisch sein, der Heftigkeit deiner Emotionen zu begegnen. Am besten lernst du, dich wirklich selbst zu halten in deinen Emotionen, denn dadurch kommst du nicht in eine Abhängigkeit, dass du jemanden brauchst, der dich hält, der für dich stark ist in diesen Momenten, der dich beruhigt oder der dich emotional nährt. Du solltest lernen, selbst dem schwarzen Loch in dir zu begegnen und dich darin zu halten. So katastrophal sich das auch anfühlen mag – ich fühle dich. Glaube mir, wenn du am Ende durch den Tunnel gegangen bist und dein Licht darin gefunden hast, etabliert sich in dir eine wunderbare innere Stärke. Denn du hast die Angst vor der Angst verloren. Du brauchst niemanden mehr, um mit deiner Angst klarzukommen, du kompensierst sie nicht mehr durch Ablenkungen und Betäubungen und du rennst nicht mehr weg. Du gehst beherzt die Schritte, die notwendig sind, auch wenn es dich dabei (gefühlt) emotional zerreißen mag.

Falls dir die Begegnung mit deinen Emotionen schwerfallen sollte, habe ich explizit für das Durchfühlen der Gefühle einen Onlinekurs kreiert, weil es für mich die Essenz des Manifestieren impliziert. Den Emotionsmanagement-Kurs findest du auf meiner Website unter „Shop". Du bekommst drei Wochen lang Videos zu diesem Thema zugeschickt. Ich wünsche dir sehr, dass du einen heilenden Umgang mit deinen Gefühlen findest. Denn dadurch wirst du deine ganze Welt und die Menschen um dich herum verändern – versprochen.

Fragen:

Wie könntest du deine Emotionen (vor allem die negativen) würdevoll zelebrieren?

Wie könntest du deine Emotionen genießen und maximal lieben?

Wo ist der schönste Platz, deine Emotionen durch dich fließen zu lassen?

Wer könnte dich eventuell dabei begleiten, dich deinen Emotionen mehr zu widmen?

SCHMERZBINDUNG IM KLEID DER SEHNSUCHT UND ANZIEHUNG

„Niemand kann dir ohne deine Zustimmung das Gefühl geben, nicht gut genug zu sein."
Laura Malina Seiler

In ungesunden Beziehungen, seien es nun reine Liebesbeziehungen oder einfach nur Beziehungen zu Menschen, die wir freundschaftlich oder familiär lieben, fragt man sich oft –

von außen betrachtet –, warum dieser Mensch so sehr an einer anderen Person hängt, obwohl sie ihm so schadet. Auch du selbst hast vielleicht festgestellt, dass du dich gern zu Menschen hingezogen fühlst, die dir gar nicht guttun. Es kann eine sexuelle Anziehung sein oder einfach ein tiefer Wunsch nach Liebe oder danach, „gesehen" zu werden. Hier passiert ein sehr interessanter Mechanismus. Unser „Trauma" tarnt sich in Anziehung. Gehen wir der Sehnsucht nicht nach, leiden wir. Wir fühlen uns beschnitten und farblos. Gehen wir der Sache nach, merken wir, dass wir sehr schnell an eine emotionale Grenze kommen, wo ebenfalls Schmerz auf uns wartet. Dieser Schmerz ist aber letztendlich wie eine blockierte Energie in uns, die „lediglich" gefühlt werden will. Und glaube mir, dieses „lediglich" kann heftigste Ausmaße annehmen. Dadurch dass wir den Schmerz aber „intellektuell" fühlen und weghaben wollen, lassen wir ihn nicht wirklich durch unseren Körper durch. Erst wenn wir vollkommen Ja zu der körperlichen Penetration des Schmerzes sagen, erst dann kann sich diese Energieblockade lösen. In dem Moment fühlt es sich in der Tat so an, als würde es einen gleich zerreißen, als könnte man es keine Sekunde mehr aushalten. Denke daran – es geht nicht ums Aushalten, sondern ums „Verkörpern". Lass den Körper seine Arbeit machen und nimm den Verstand aus dem Weg.

Gern mache ich hier ein persönliches Beispiel. Ich hatte viele Jahre genau so eine ungesunde Verbindung zu einem Mann. Ich konnte nicht mit ihm, weil er mich unfassbar verletzend behandelte, weil er selbst tief verletzt und unsicher war. Ich konnte aber auch nicht ohne ihn. Wenn wir keinen Kontakt hatten, spürte ich eine solch unfassbare Sehnsucht nach ihm, dass ich durchzudrehen drohte. Ich dachte viele Jahre, dass dieser Mann meine große Liebe sein muss, denn wenn man eine derartige Sehnsucht nach jemandem verspürt, dann doch wohl nur aus Liebe, oder? Ich versuchte so ziemlich alles, um das zu verstehen und zu bearbeiten. Nichts half. Wirklich nichts. Bis ich verstand: „Ich komme hier nicht vor und nicht zurück. Ich werde gezwungen, diesen Schmerz zu fühlen.“ Und das tat ich. Und ich tat es verdammt oft. Und es brauchte noch ein paar Männerbekanntschaften mehr (viele Bangkok-Reisen) und schmerzliche Auslöser, bis diese unheimliche Sehnsucht nachließ und es mir wie Schuppen von den Augen fiel: Meine Sehnsucht ist kein Ausdruck von Liebe, sondern von Trauma. Das, was ich als Liebe definierte, weil es sich so intensiv in mir anfühlte, war eine „Schmerzbindung“. Es war Schmerz. Es war ein falsch verknüpftes Muster, das seinen Ursprung wahrscheinlich in meiner Kindheit fand. Es ist letztendlich nicht entscheidend, wie und wo es entstand. Es ist entscheidend, zu erkennen, dass ich ein Muster fahre in meiner Sehnsucht. Und dass ich niemals wirklich Liebe leben kann, solange dieser Schmerz darüber liegt. Denn Schmerz wirkt energetisch immer stärker. Ich machte dann zum ersten Mal nicht nur die verstandesmäßige, sondern die körperliche Erfahrung, dass Liebe niemals Schmerz und Angst bedeutet. Liebe ist ein ausschließlich freies, warmes und geborgenes Gefühl. Immer wenn wir nicht dieses Gefühl mit einem Menschen spüren, dann liegen darüber Erwartungen. Diese Erwartungen bedeuten immer ein Tauschgeschäft: „Du gibts mir *dies und das,* damit ich dir *dies und das* geben kann.“ Das ist aber keine Liebe – das ist ein Handel. Liebe bedeutet auch nicht: „Du darfst alles mit mir machen, was du willst.“ Liebe bedeutet: Ich bin frei, in jedem Moment der Mensch zu sein, der ich will, und du genauso. Entweder unsere Bedürfnisse sind deckungsgleich oder wir lösen uns voneinander und lassen uns frei.

Denke immer daran – Leidenschaft enthält das Wort „Leiden“. Man könnte auch sagen, Leidenschaft schafft Leiden. Da, wo es dich leidenschaftlich hinzieht, da sollst und musst du hingehen, denn dort wartet „Leiden“ auf dich. Und das ist ein riesiges

Geschenk, denn durch diesen Schmerz hindurch findest du deine Befreiung. Das hat sich das Leben wunderbar ausgedacht, oder? Deine Sehnsucht, das wonach du dich schmerzlich sehnst, öffnet dein Herz. Es knockt deinen Verstand vollkommen aus. Er kann dir nicht mehr helfen. Das ist der Grund, warum scheinbar perfekte Ehen quasi über Nacht zerbrechen. Der Mann plötzlich eine andere hat oder die Frau die Kinder verlässt. Die Sehnsucht katapultiert uns direkt ins Epizentrum unserer ungesehenen Schatten. Die Übermacht des Gefühls an diesem Ort und der Verstand, der gar nichts versteht und vollkommen hilflos ist, vermitteln oft das Gefühl von „Liebe". Nach dem Motto: „Wenn ich hier so viel fühle, dann muss es doch Liebe sein – was sonst sollte das sein, dass ich keinen klaren Gedanken mehr fassen kann, dass ich wie ferngesteuert einem Menschen hinterherhechle, der mir nur Probleme bringt?" Es ist keine Liebe – es ist ein tiefer, tiefer unerkannter Schmerz, der dich quasi anfleht, ihn endlich zu fühlen. Diese ganzen Liebessongs im Radio à la „I can´t live without you" – „Ohne dich kann ich nicht leben" – besingen einen Schmerz und keine Liebe.

Eine Kundin sagte einmal zu mir, dass sie immer wieder Männer anzog, die sie nicht sehen wollten. Die sich nicht mit ihr treffen wollten. Ich fragte sie: „Wonach sehnst du dich dort?" Und sie meinte: „Ich will ihn eigentlich einfach nur mal treffen, ihn eben sehen." Sie wollte „gesehen" werden. Irgendwas an sich wollte sie aber selbst nicht sehen. Und ein falsch verknüpftes Muster in ihr sagte ihr, dass das Liebe ist. Sie sagte auch: „Anna, es ist mir regelrecht unangenehm, dass du mir so viel Aufmerksamkeit gibst, ich bekomme da ein schlechtes Gewissen und denke, du machst das nur, um mich zu manipulieren." Sie hatte also tief unterbewusst verknüpft, wahre Liebe müsse bedeuten, dass der andere einen nicht sehen will, und das hieße im Umkehrschluss: wenn sie jemand sehen will oder sie wirklich sieht, sich mit ihr beschäftigt (wie ich es tat), dann kann er das nicht ernst meinen, dann kann das keine liebevolle Absicht sein, dann liegt darin ein Fehler. Als wir das aufdeckten, weinte sie mehrere Tage. Es ist das eine, Dinge zu wissen, und das andere, Muster und Themen wirklich aufzulösen. Ihr Verstand fand das vollkommen absurd. Ihr ganzer Körper bestätigte meine umgedrehte Karte in ihrem System.

Und wenn du endlich diese Karte aufgedeckt hast, wenn der Schmerz endlich lodernd und pochend vor dir sitzt, dann machst du innerlich die Sektkorken auf. Dann feierst du dich dafür, dass es endlich aus seinem Schatten herausgekommen ist und es sich vor dir so richtig ausbreitet. Denn das bedeutet, dein inneres Kind ist schon ziemlich offen mit dir. Du hast endlich die ganzen Staubschichten in dir abgetragen und erlaubst dir, wirklich, wirklich ehrlich mit dir zu sein. Bravo! Was für eine Leistung von deinem Herzen. Und jetzt lässt du den Schmerz durch dich durch und genießt es, dich so intensiv zu spüren und das alles durch dich durchzulassen. Sage Ja zu diesem überbordenden pochenden Gebräu in dir. Jetzt bricht es endlich hervor!

Fragen:

Wonach sehnst du dich schmerzlich? Wie kannst du dir das sofort selbst geben?

Wonach oder nach wem zieht es dich wie einen Junkie?

DER DREI-SCHRITT FÜR UNVORHERGESEHENE UMWEGE

„Es gibt kein Versagen, nur Verzögerungen bei den Ergebnissen."
Helene Hadsell

Das war viel, oder? Ich gebe dir an dieser Stelle nochmal einen ganz kurzen Überblick für unvorhergesehene Umwege.

1. Ja sagen

Nachdem du dein Ziel klar vor Augen hast und immer wieder in deine Vision eincheckst, kann es also passieren, dass unvorhergesehene Umwege, Baustellen oder kleine und mittelschwere Katastrophen auf dich zukommen. Als erstes sagst du Ja dazu. Du sagst Ja dazu, weil du genialer Schöpfer dir das kreiert hast für dich. FÜR DICH! Das Leben folgt dir. Du bist der Master of Disaster. Solange du einem gewissen Umstand nicht in die Augen schauen willst, läufst du vor dir selbst davon.

2. Was ist das Geschenk?

Du fühlst die Emotionen, die dabei in dir hochkommen, und lässt sie deinen Körper penetrieren. Danach verfällst du nicht ins Ego-Drama und baust dir Horrorszenarien, sondern du fragst sofort nach dem Geschenk. Was ist daran gut, was soll ich hier lernen, was sehe ich hier noch nicht? Wozu dient mir das? Was ist mir jetzt dadurch möglich? Was ist der versteckte Vorteil?

3. Neu einchecken

Nachdem du das Geschenk für dich ausgepackt und erfolgreich integriert hast, checkst du quasi neu ein. Eventuell darfst du nochmal kurz zurück zu Punkt eins (Klarheit), weil du eine neue Erkenntnis gesammelt hast. Du darfst deine Vision nochmals verfeinern und ein wenig korrigieren, du darfst Glaubenssätze bearbeiten, du darfst aufräumen in deinem Leben, Grenzen ziehen oder dich sortieren, und dann gehst zurück zum Flughafen. Du checkst neu ein in deine gewünschte Vision und schaust, ob du nun direkt bei Punkt 5 (Empfangen) landest oder nochmal eine Schleife drehen darfst. Sei nicht entmutigt, wenn es viele Schleifen sind. Das nennt sich Leben. Es ist Teil des Spiels. Es ist dein „Mensch ärgere dich nicht". Spiel einfach weiter und genieße den Weg.

13. Schluss

„Er ist frei, die falsche Wahl zu treffen, aber nicht frei, damit erfolgreich zu sein. Er ist frei, der Realität auszuweichen, er ist frei, seinen Geist zu entfokussieren und blind auf jedem Weg zu stolpern, den er möchte, aber nicht frei, dem Abgrund auszuweichen, den er nicht sehen will. … Der Mensch ist frei, sich dafür zu entscheiden, nicht bewusst zu sein, aber nicht frei, der Strafe der Bewusstlosigkeit zu entgehen: Zerstörung."

Ayn Rand

Ich hoffe, dass am Ende eine Gewissheit in dir etabliert wurde.

Leben ist nichts, was dir passiert, sondern was du kreierst.

Du bist und warst niemals Opfer, auch wenn es sich schmerzlich so angefühlt hat. Die Gefühle sind der Schlüssel zu unserer Transformation. Zum einen, weil sie uns in eine solche Illusion katapultieren, und zum anderen, weil in ihnen gleichzeitig die Auflösung eben dieser Illusion liegt. Deine Gefühle zu durchfühlen, die Energieblockaden körperlich „platzen" zu lassen, die sich einst in dir abgespeichert haben, ist deine Befreiung aus dem Schleier der Täuschung, dass du jemals auch nur vor einer einzigen Sache hättest Angst haben müssen.

Am Ende kannst du das ganze Buch auf das tiefe Offenbarwerden, dass du Schöpfer bist, runterbrechen. Je klarer und präsenter du das vor Augen hast, desto schneller und leichter kommst du durch deine Krisen und Herausforderungen. Du hast keinen Einfluss darauf, wie sich das Leben vor dir in deiner gesendeten Energie ausprägt, aber immer eine Wahl, wie du darauf reagierst und neu kreierst.

Je schneller du aus der Illusion des Menschenspiels aufwachst, je fester in dir die Gewissheit verankert ist, dass du ein unendliches Wesen bist, unendlich machtvoll, unendlich geliebt, gehalten und getragen, desto klarer entblättern sich vor dir deine Baustellen und deine unproduktiven, begrenzenden Glaubensmuster.

Genieße die Reise und vor allem genieße dich. Ich wünsche dir großartige Erkenntnisse. Ich wünsche dir fantastische Begegnungen mit dem Gott in dir. Ich wünsche dir Engel und Arschengel an deiner Seite.

In dir liegt eine unendliche Quelle der Liebe, des Reichtums, der Sicherheit und des Friedens. Sie ist immer da, du kannst sie nicht verlieren, und in jedem Moment darfst du darauf zugreifen. Räume die Steine aus dem Weg, die deine Quelle zum Versiegen gebracht haben. Versteckt unter deiner Angst liegt dein größtes Geschenk. Habe den Mut, den Weg nach Innen zu gehen! Du bist dafür gekommen!

Denke daran: du bist so unendlich gesegnet. Aus dir entspringt ein ganzes Universum. Nichts weniger.

In tiefem Respekt für deinen Weg!

Anna Lichtenstein

9. Über die Autorin

„Der menschliche Geist ist ein Funke des allmächtigen Bewusstseins Gottes. Ich könnte dir zeigen, dass alles, was dein mächtiger Geist intensiv glaubt, sofort geschieht."
Yogananda Paramhansa

Ich war schon sehr viel in meinem Leben: Unternehmertochter, Opernsängerin, Sprechwissenschaftlerin, Gesangspädagogin, Stimmtrainerin, Präsentationstrainierin, Charismatrainerin, Führungskräftecoach, Lebenscoach. Was all diese Berufs-Definitionen vereint, ist mein nicht endender Wissensdurst, das Leben tief zu verstehen. Meinen Verstrickungen auf den Grund zu kommen. Ich fühlte mich so oft orientierungs- und machtlos in meinem Leben, dass ich begann, die Antworten in mir selbst zu finden, und nach immer mehr Techniken suchte, die mir halfen, mich selbst zu erforschen. Wissen, welches mir ein Verständnis dafür gab, warum gewisse Dinge in meinem Leben passieren und andere nicht. Und letztendlich Methoden, um konsequent eine neue Lebensrealität in mir zu kreieren, die sich später auch in meinem äußeren Spiegel zeigte.

In meinem erste Buch „Das Leben ist dein Spiegel" erzähle ich ziemlich detailliert über die Verstrickungen in meinem Leben und wie ich sie angegangen bin. Heute kann ich sagen, dass ich eine nie dagewesene Sicherheit und Freude im Umgang mit der Achterbahn namens Leben gefunden habe. Für mich ist das Leben nichts, was man „wegmeditieren" sollte, sondern ein großer Spielplatz, in den ich mich hineinstürzen will. Ich will wissen, wie stark ich bin, wie großartig ich sein kann und was das Leben noch für mich bereithält. Zugegeben, mit jeder Menge Handwerkszeug, um mir nicht an jeder Ecke das Knie aufzuschlagen. Aber auch nicht mit einer dicken Rüstung, die mich gar nicht auf die große Rutsche klettern lässt.

Heute arbeite ich im intensiven Einzelcoaching mit Menschen, die wirkliche Veränderungen in ihrem Leben anstreben und bereit sind, ihre alte Identität fallenzulassen. Die Menschen kommen oft an einem Punkt zu mir, wo sie ratlos und erschöpft sind. Und es ist mir eine Berufung, mit diesen Menschen ihr persönliches Sudoku zu knacken. Das erfordert ein inneres Commitment und sehr viel Mut. Seine Identität zu verändern, ist streckenweise beängstigend und sehr einsam. Das Leben fühlt sich wirklich manchmal wie ein persönliches Exit Game an. Aber genau in diesen Momenten, wo du in der vermeintlich geschlossenen Kammer sitzt und dort endlich deinen Schlüssel findest, passiert die größte Veränderung. Wenn du es schaffst, in deinen dunkeln Tälern dranzubleiben (mit einem Coach an deiner Seite, der dich an dein eigenes Licht erinnert, immer und immer wieder), kann Transformation wirklich schnell gehen. Es ist keine Raketenwissenschaft und kein Geheimnis. Es erfordert einzig und allein deine Konsequenz und den Mut, dir selbst tief in die Augen zu schauen. Unsere Angst ist immer nur die Angst vor uns selbst – wie absurd, nicht wahr? Lass uns deinen verschlüsselten Code knacken und dich endlich an den Flughafen der Möglichkeiten setzen! Einchecken. Abheben. LOS!

- - -

Wenn dir dieses Buch gefallen hat, dann gib mir gern 5 Sterne bei Amazon und verschenke das Buch an deine Liebsten, damit noch viel mehr Menschen davon profitieren können. Lass uns gemeinsam die Menschen aus der Angst holen, die uns alle in den Wahnsinn getrieben hat. Der Wahnsinn des Opferdenkens, des Schulddenkens, der Isolation, des Verbrechens und des Krieges. Je mehr Menschen ihr Schöpferbewusstsein entdecken, desto mehr fällt die Verantwortung wieder da hin, wo sie hin gehört.

Du möchtest gern mit mir zusammenarbeiten? Dann setze dich bitte mit mir in Verbindung. Du findest meine Kontaktdaten und Angebote auf www.anna-lichtenstein.de. Höre auch gern in meinen Podcast rein: „Das Leben ist dein Spiegel" oder folge mir auf Instagram, Facebook oder LinkedIn!

Auch an dieser Stelle sei nochmals mein Emotionsmanagement-Kurs erwähnt. Du findest ihn auf meiner Website unter „Shop". Ich wünsche dir viel Erfolg beim Weiterarbeiten.

Danksagung

Ich danke erneut meiner wunderbaren Freundin Dr. Janine Hoffmann für ihr wertvolles Feedback. Meinem Bruder Stephan Lichtenstein für seinen kritischen Blick in strukturellen sowie inhaltlichen Fragen und Petra Männel und Barbara Krojer für ihr Lektorat!

Weiterhin danke ich Josefin Rabehl, die mich in der Zeit der Erschaffung dieses Buches emotional gestützt und begleitet hat und all meine Erkenntnisse begleitet hat.

Ich danke meiner Familie, die meine stetige Veränderung mitträgt, was auch nicht immer ganz einfach für sie ist.

Weiterhin sei an dieser Stelle auch Marie Fröhlich erwähnt, die mir erneut wertvolle Tipps zur Vermarktung und Veröffentlichung zukommen lassen hat.

Vielen Dank, dass ihr an meiner Seite seid!

Das Leben ist dein Spiegel

Das Buch zu Innerer Stärke und Charisma

Wie du wirklich mitreißend, bewegend und einflussreich wirst
Hol dir mein erstes Buch – überall, wo es Bücher gibt!

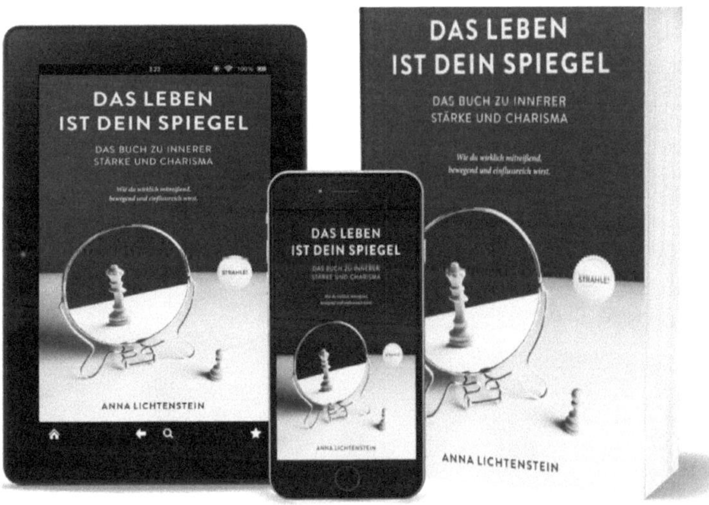

Was begeistert Menschen? Was lässt sie an deinen Lippen hängen?
Charisma, Außenwirkung und Ausstrahlung sind Komplex. Sie beschränken sich nicht nur auf Körpersprache, Stimme und Wort. Sie sind vielmehr tiefgreifender mit dem gesamten Leben, den Glaubenssätzen, den Prägungen und der Persönlichkeit verflochten, als man es zunächst vermuten würde. Um wirklich mitreißend, bewegend und einflussreich zu werden, um in seine

Strahlkraft zu kommen, darf man sein ganzes Denken neu ausrichten.

Anna Lichtenstein lädt anhand ihrer persönlichen Prozesse zu einer Reise zu sich selbst ein, welche dein ganzes Leben verwandeln kann. Denn alles beginnt in deinem Kern. Du bist die Botschaft!

Quellen

BÜCHER

Dr. Dispenza, Joe: Werde übernatürlich, KOHA- Verlag, 2022

Köhldorfer, Sandra: Das Paar in dir muss Liebe finden: Das maßgeschneiderte Konzept für ein glückliches Leben zu zweit, Gräfe und Unzer Autorenverlag, 2020

Schucman, Helen: Ein Kurs in Wundern, Greuthof, 1994

INSTAGRAM

anniwallstein
https://www.instagram.com/anniwallstein

pagetkagy
https://www.instagram.com/pagetkagy/

jonhillstead
https://www.instagram.com/jonhillstead/

YOUTUBE

Anni Wallstein
https://www.youtube.com/channel/UCUOHA5hfT4PWlmy8Tw4Zn6A

Kurt Tepperwein Akademie
https://www.youtube.com/@Kurt-Tepperwein-Akademie